Dr. med. Ralf Kleef · Heiße Wahrheiten

Dr. med. Ralf Kleef

Heiße Wahrheiten

Wie natürliches Fieber
vor Krebs schützen kann

ENNSTHALER VERLAG STEYR

Erklärung

Die in diesem Buch angeführten Vorstellungen, Vorschläge und Therapiemethoden sind nicht als Ersatz für eine professionelle medizinische oder therapeutische Behandlung gedacht. Jede Anwendung der in diesem Buch angeführten Ratschläge geschieht nach alleinigem Gutdünken des Lesers. Autor, Verlag, Berater, Vertreiber, Händler und alle anderen Personen, die mit diesem Buch in Zusammenhang stehen, können weder Haftung noch Verantwortung für eventuelle Folgen übernehmen, die direkt oder indirekt aus den in diesem Buch gegebenen Informationen resultieren oder resultieren sollten.

www.ennsthaler.at

ISBN 978-3-85068-966-3
Dr. med. Ralf Kleef · Heiße Wahrheiten
Alle Rechte vorbehalten
Copyright © 2016 by Ennsthaler Verlag, Steyr
Ennsthaler Gesellschaft m.b.H. & Co KG, 4400 Steyr, Österreich
Satz & Umschlaggestaltung: Thomas Traxl, Steyr
Titelbild: © nobeastsofierce / Fotolia.com
Druck & Bindung: Těšínská Tiskárna, Český Těšín

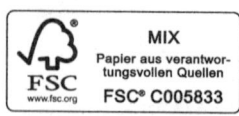

MIX
Papier aus verantwor-
tungsvollen Quellen
FSC
www.fsc.org
FSC® C005833

Inhaltsverzeichnis

Widmung

Ich kenne und schätze Dr. Ralf Kleef seit mittlerweile über zwanzig Jahren, seit seinen Anfängen am Sloan Kettering Cancer Center (MSKCC) in New York sowie am National Institutes of Health (NIH) in Washington, USA.

Ich durfte miterleben, wie er sich als Wissenschaftler, als Arzt, aber auch als Mensch weiterentwickelte. Heute zählt er zu den führenden Persönlichkeiten im Bereich alternativer und komplementärer Therapien bei Krebs.

Sein vorliegendes Buch kann ich nur wärmstens empfehlen, und zwar jedem, der hinter die »verborgene Geschichte« des Rätsels Krebs mit seinen vielen Fragestellungen blicken möchte. Es ist jener Teil, der in den meisten klassischen Lehr- und Fachbüchern fehlt: die Fiebertherapie unseres gemeinsamen »Helden« und Lehrmeisters Dr. William B. Coley, und vieler anderer.

Ralph W. Moss, PhD
State College, Pennsylvania, USA

Ralph W. Moss ist Medizinjournalist und führender amerikanischer Autor im Bereich komplementärer Krebstherapien. Er war einer der Gründer des Beratungsgremiums für komplementäre Methoden des staatlichen amerikanischen National Institutes of Health (NIH) und ist Mitglied zahlreicher Fachgesellschaften, unter anderem der Deutschen Gesellschaft für Onkologie.

1. Einleitung

Viel wird in unseren Breiten für die Gesundheit der Menschen getan. Äußerst komplexe Gesundheitssysteme mit Tausenden, top ausgebildeten Menschen arbeiten tagtäglich auf Hochtouren. Gerade im Fall einer Krankheit nimmt man das kaum wahr, profitiert aber davon, dass Unmengen an Geldern für die Erforschung neuer Behandlungsmethoden ausgegeben und laufend neue Therapien und Arzneimittel auf den Markt gebracht werden. Das Medizinsystem ist eine gut geölte Maschine. Eine Maschine, die Milliarden an Euros bewegt. Mehr als elf Prozent der gesamten Wirtschaftsleistung geben wir für die Gesundheitsversorgung aus. Diese enormen Summen haben ein einziges Ziel: Menschen gesund zu machen.

Oft gelingt das, doch oft leider auch nicht. Immer wieder wird deshalb auch darüber diskutiert, ob die riesigen Geldmittel im Gesundheitswesen wirklich bei den Menschen ankommen und sinnvoll ausgegeben werden oder ob es Möglichkeiten gibt, mit den eingesetzten Milliarden den Menschen noch besser helfen zu können. Und mehr Gesundheit zu erreichen, oder zumindest die Situation von schwer kranken Menschen zu verbessern.

Allzu oft wird aber der Mensch selbst übersehen. Zwar hören wir von allen Verantwortlichen, dass der Mensch im Zentrum aller Bemühungen stehe, doch die Betroffenen selbst erleben zunehmend das Gegenteil: Sie stehen im Weg, machen Probleme und kosten wertvolle Zeit. Genau diese brauchen sie für ihre Genesung allerdings.

Oft wird im Gesundheitssystem missachtet, dass der menschliche Körper selbst ein hochkomplexes System ist, bei dem man nicht einfach einzelne Bereiche ein- und ausschalten kann, sondern viele Prozesse ineinandergreifen und sich gegenseitig beeinflussen. Ein ganzheitliches System, das jede Menge an Selbstregulierungs- und Selbstheilungsmechanismen zur Verfügung hat.

Statt diese zu nutzen oder zumindest zu stärken, wurden sie von der Medizin lange ausgeschaltet. Nicht zuletzt, weil Selbstregulierungsmechanismen nicht patentiert und vermarktet werden können. Fieber ist das beste Beispiel dafür. Es ist jenes Zeichen, das wohl am einfachsten sichtbar macht, dass das körpereigene Immunsystem gerade auf vollen Touren arbeitet und Viren, Bakterien oder krank machende Zellen bekämpft. Fieber sagt uns: Es stimmt etwas nicht im Körper und er wehrt sich. Viel zu oft versucht man aber leichtfertig, Fieber zu unterdrücken oder sieht es gar selbst als Krankheit an.

Der Gedanke dahinter: Wenn wir schon so viel Geld im Gesundheitswesen ausgeben und Aufwand betreiben, um die Menschen gesund zu machen, muss dies auch rasch gehen. Jeder krankheitsbedingte Ausfall wird in unserer immer schneller werdenden Gesellschaft als Versagen gewertet. In der modernen Arbeitswelt gilt es, fit, leistungsfähig und ständig verfügbar zu sein. Da bleibt keine Zeit für Krankheit und oft auch nicht für eine richtige Genesung. Und noch seltener bleibt Zeit für Gesundheitsvorsorge. Dabei kann diese ähnlich funktionieren wie Heilung – über Temperatur und Wärme.

Genau das soll dieses Buch beschreiben. Es soll kein Ratgeber mit Heilsversprechen sein, wie sie allzu oft von Akteuren im Gesundheitswesen und selbst ernannten Heilsbringern ausgegeben werden. Das Buch will einerseits Möglichkeiten zur Vorsorge und Therapie aufzeigen. Und es will andererseits zu Diskussionen anregen, wie Menschen mit schweren Erkrankungen in das Zentrum der medizinischen Bemühungen gestellt werden und wie ganzheitliche Therapiemethoden und die sogenannte Schulmedizin voneinander profitieren können.

Das vorliegende Buch beginnt bei einem scheinbar gängigen Thema wie Fieber und endet bei dem noch immer gesellschaftlich belasteten Thema Krebs. Die Diagnose Krebs schockiert – sie wird nach wie vor mit Hoffnungslosigkeit und Unheilbarkeit in Verbindung gebracht. Zum einen setzt dieses Buch hier an und will bewusst machen, welche präventive Bedeutung Fieber haben kann

und dass wir nicht unser gesamtes Leben sofort »medikalisieren«
sollten. Zum anderen will das Buch Hoffnung geben, neue Ansätze
aufzeigen und zum Dialog einladen.

Prof. Dr. med. Ralf Kleef, Wien
September 2016

1.1. Mein Weg zur Immunonkologie

Meine erste Begegnung mit dem Thema Wärme in der Medizin machte ich bei nordamerikanischen Ureinwohnern, die mich in ihre Zeremonie der indianischen Schwitzhütten einführten. Ein Ritual, das der nordeuropäischen Sauna ähnelt, aber weit tiefer geht und auch eine spirituelle Komponente hat. Schon damals berührte mich die Erfahrung einer solchen Schwitzhütte in allen Dimensionen – körperlich, seelisch und geistig. In allen medizinischen Traditionen und Zeiten setzen Menschen auf Wärme – zur Prävention und zur Heilung. Von Thermalbädern bis zu Schwitzkuren.

Viele Jahre später, Anfang der 1990er-Jahre – nach meiner Ausbildung an einer anthroposophisch orientierten Privatuniversität in Deutschland –, hatte ich das Glück, als junger Assistenzarzt in der ersten deutschen Klinik für Hyperthermie zu beginnen. Mir wurde damals sofort klar, dass in der dort praktizierten Hyperthermie-Wärmetherapie ein ungeheures Potenzial lag. Ich konnte verfolgen, wie bei krebskranken Patienten Erfolge erzielt wurden – sowohl mit lokaler Tiefenhyperthermie als auch mit Ganzkörper-Hyperthermie in Kombination mit klassischen Therapieverfahren. Diese Erfolge hätten mit den klassischen Methoden allein sicherlich nicht erreicht werden können.

Ich beschloss daher, nicht den Weg der Ausbildung eines klassischen Krebsmediziners und Hämatologen zu gehen, sondern mich in der Immunologie ausbilden zu lassen. In der Stärkung und Beeinflussung des körpereigenen Immunsystems und nicht zuletzt auch in der Krebsvorbeugung und Behandlung sah ich enorme Möglichkeiten für die Medizin.

So führte mich mein Weg nach der Ausbildung zum klinisch tätigen Onkologen an das Memorial Sloan Kettering Cancer Center (MSKCC) – ein Krebskrankenhaus in New York, das als eine der besten Krebskliniken der Welt gilt. Interessanterweise war es genau dieses Krankenhaus, in dem der Vater der Krebsimmuntherapie, William Bradley Coley, Anfang des vorigen Jahrhunderts tätig gewesen ist. Dr. Coley (1862–1936) erkannte, dass

Krebserkrankungen nach hoch fieberhaften Infektionen vollkommen verschwinden konnten. Coley wurde weltberühmt mit seiner Ende des 19. Jahrhunderts bis in die 1940er-Jahre entwickelten Fiebertherapie bei Krebs. Er spritzte Tausenden an Krebs erkrankten Menschen Bakterien direkt in den Tumor und erzeugte dadurch zum Teil über Monate lang anhaltende Fieberschübe – mit einem Erfolg, der sich mit den allerbesten modernen Methoden der Krebstherapie nicht nur messen kann, sondern ihn in vielen Fällen sogar weit übertroffen hat.

Persönlich hatte ich das große Glück, während meiner Ausbildung in New York mit Coleys Tochter Helen Coley Nauts (1907–2001) eine enge Freundschaft zu entwickeln. Coley Nauts war selbst eine führende Krebsforscherin, die gegen Ende ihres Lebens für die wissenschaftliche Aufarbeitung des Lebenswerks ihres Vaters mit einem Ehrendoktor der Rockefeller Universität ausgezeichnet wurde.

Nach meiner abgeschlossenen Ausbildung als Immunologe am Memorial Sloan Kettering Cancer Center erhielt ich eine Einladung der amerikanischen Regierung, eine Expertenkommission zum Thema Fiebertherapie bei Krebserkrankungen bei den National Institutes of Health (NIH) in Washington zu leiten. Nach dieser Ausbildung entschloss ich mich bewusst, nach Österreich zurückzukehren, da ich zuvor in Wien studiert hatte und mir diese Stadt bereits ans Herz gewachsen war. Zunächst war ich erstaunt über den offenen Widerstand, den ich in Kollegenkreisen in Wien schon damals erfahren habe und der bis heute angehalten hat.

Trotz aller Widerstände ist es meinem Team und mir aber gelungen, Österreichs führende Praxis für Hyperthermie und integrative Onkologie aufzubauen. Bis Ende des Jahres 2015 haben wir hier in Wien fast 10.000 Patienten behandelt.

Im Jahr 2015 war dann auch tatsächlich eine regelrechte Zeitenwende in der Onkologie festzustellen: Erstmals in der Geschichte der Onkologie-Forschung wurde der Begriff der Immun-Onkologie auf allen großen internationalen wissenschaftlichen Kongressen verwendet. Und alle Pharmakonzerne haben inzwischen

auch verstanden, welches Potenzial die Beeinflussung des Immunsystems in der Krebsbehandlung haben kann. Und nicht zuletzt,
dass mit Immuntherapie wesentlich mehr Geld zu verdienen ist als
mit Chemotherapie allein.

So hat sich nach 25 Jahren forschender und klinischer Tätigkeit
für mich ein Kreis geschlossen. Die Immuntherapie wird in der
Onkologie in den nächsten Jahren einen Siegeszug ungeahnten
Ausmaßes antreten – vorausgesetzt die Solidargemeinschaft der
Versicherten wird ihn bezahlen können. Die Fiebertherapie und die
Hyperthermie waren Wegweiser dieser historischen Entwicklung.

2. Warum wir nicht mehr fiebern

Fieber als Prävention und sogar Therapie? Wie geht das? Ein Blick auf die Mechanismen im Gesundheitswesen zeigt, wie scheinbar alltägliche Befindlichkeiten zu Krankheiten hochstilisiert und mit speziell dafür entwickelten Therapien und Medikamenten behandelt werden. Damit werden aufwändige Strukturen im System erhalten und große Umsätze gemacht. Manche dieser Entwicklungen verkehren allerdings die guten Absichten ins Gegenteil: Durch einen zu starken Einsatz von Antibiotika nimmt etwa die Zahl resistenter Keime zu – mit dramatischen Folgen. Die massive Verwendung von Schmerzmitteln und Fiebersenkern wiederum schwächt das Immunsystem.

Es macht also Sinn, zu Beginn hinter die Kulissen des gesamten Systems zu blicken und die dortigen Entwicklungen zu beschreiben. Dann erklärt sich auch, warum Menschen zunehmend nach Alternativen suchen, warum ganzheitliche Therapien verstärkt nachgefragt werden und beispielsweise in Österreich sogar die Krankenversicherungen eigene Broschüren auflegen, in denen Hausmittel wie fiebersenkende Wickel empfohlen werden.

Entgegen den Behauptungen aus dem Gesundheitswesen WOLLEN die Menschen durchaus Verantwortung für die eigene Gesundheit übernehmen. Das komplexe System hat uns allerdings genau diese Verantwortung lange abgenommen. Dies hat dazu geführt, dass wir einfaches und altbewährtes Wissen vergessen haben – wie etwa dass Fieber keine Krankheit ist, sondern ein Symptom. Und zwar dafür, dass der Körper – genauer gesagt sein Immunsystem – gerade gegen eine Erkrankung ankämpft.

Werfen wir also einen kritischen Blick auf das System, das sich »Gesundheitswesen« nennt.

2.1. Erfolg und Profit

Die Geschichte der Medizin in den vergangenen hundert Jahren ist eine unglaubliche Erfolgsgeschichte. Der Fortschritt der vergangenen Jahre und Jahrzehnte war und ist rasant und hat nicht zuletzt dazu geführt, dass auch die Lebenserwartung stark gestiegen ist. Lag sie Anfang der 1960er-Jahre noch bei unter 70 Jahren, so stieg sie mittlerweile auf über 80 Jahre. Viele Infektionskrankheiten wurden nahezu gänzlich ausgerottet, Medikamente wie Antibiotika retteten Millionen Menschen das Leben. Und das Rad der Therapien dreht sich unaufhaltsam weiter. Nicht zuletzt bringt die Entschlüsselung des menschlichen Genoms heute Quantensprünge in der Entwicklung neuer Medikamente.

In der Krebsheilkunde spricht man erstmals von »personalisierter Medizin« bzw. »Präzisionsmedizin« (personalised resp. precision medicine). Die Folge davon ist allerdings auch, dass die Medizin nicht mehr ohne hochmoderne Computer auskommen wird, um Ärzte bei der Auswahl der richtigen, individuellen Therapie zu beraten. Denn täglich erscheinen Tausende Fachartikel mit neuen Erkenntnissen, wie Krankheiten behandelt oder gar geheilt werden können. Kein Arzt ist hier mehr in der Lage, den Überblick zu bewahren. Er wird dazu in Zukunft wohl technische Unterstützung brauchen, um für den jeweiligen Patienten zu entscheiden, welche Methode gerade Letztstand der Wissenschaft ist.

Bei aller Kritik an der Entmenschlichung des Gesundheitswesens muss man anerkennen, dass die Entwicklung der Gesundheitsversorgung ein Beleg für Forschungsdrang, medizinisch-wissenschaftlichen Fortschritt, aber auch für Solidarität in der Finanzierung ist. Nie gab es mehr, meist sehr erfolgreiche Therapien gegen Krankheiten, nie waren die Menschen – zumindest in Mitteleuropa – durch öffentliche Versicherungssysteme besser vor den Folgen von Krankheit abgesichert.

Gleichzeitig werden aber gerade im Gesundheitswesen zunehmende Gier, Egoismen und die negativen Entwicklungen des Wirtschaftssystems sichtbar. Denn der Fortschritt hat auch seine

Schattenseiten. Die Kosten für Therapien explodieren. Immuntherapien in der Onkologie etwa schlagen mit bis zu 250.000 Euro pro Patient und Jahr zu Buche. Arzt- und Krankenhauskosten noch nicht eingerechnet. Was Heilung nicht nur verspricht, sondern auch bringt, wird teuer verkauft. Der Patient als Individuum rückt in den Hintergrund und wird für das System und viele seiner Akteure Mittel zum Zweck.

Mit einem Widerspruch zwischen Gehörtem und Erlebtem sehen sich in der Folge viele Menschen bzw. Betroffene konfrontiert: Etwa die immer wieder vorgebrachte Forderung von Gesundheitspolitikern, dass der Patient im Zentrum aller Bemühungen stehen solle. Komisch nur, dass dieser das immer seltener spürt. Vielleicht auch deshalb, weil er zwar im Mittelpunkt, dort aber eigentlich im Weg steht.

Die Tendenz geht immer mehr dahin, einen Patienten möglichst rasch zu behandeln und dann wieder loszuwerden. Wie in einer effizienten Autowerkstatt. Was uns als moderne Entwicklung mit dem Fokus auf hochspezialisierte Fachgebiete angepriesen wird, entspricht einem rund 350 Jahre alten Weltbild: Der französische Philosoph, Mathematiker und Naturwissenschaftler René Descartes (1596–1650) war ein Vertreter des Rationalismus und vor allem des Mechanizismus. Letzteres ist die Bezeichnung seiner These, dass der Mensch, die Tiere sowie das Universum dem Wesen einer Maschine entsprechen. In seinem Werk »Traité de l'homme« (Über den Menschen; verfasst 1632) geht Descartes hauptsächlich darauf ein, dass der Mensch einer Maschine gleicht. Er erklärt unter anderem ausführlich die Bahn des Blutes und die Funktion des immer kreisenden Blutes in unserem Gehirn. Er vergleicht den Kreislauf des Blutes mit einem immer fortlaufenden Fluss, der verschiedene Maschinen – die Organe – antreiben kann. An diese Stelle stellt er auch den Vergleich mit Automaten.

Wenn unsere Lebensgeister solche Bewegungen wie Atmen oder Blinzeln ausführen, ohne dass der menschliche Wille diese alle einzeln bewertet und für gut befindet, müsse das wie die Bewegung eines Automaten sein und eben »automatisch« passieren, schlussfolgerte

Descartes in »Traité de l'homme«: »Dies wird denjenigen keineswegs verwunderlich erscheinen, die wissen, wie viele verschiedene Automaten oder bewegungsfähige Maschinen die Geschicklichkeit der Menschen herstellen kann, und dies im Vergleich zu der großen Anzahl von Knochen, Muskeln, Nerven, Arterien, Venen und all den anderen Teilen, die im Körper eines jeden Tieres sind, unter Verwendung von sehr wenigen Stücken; und die diesen Körper als eine Maschine ansehen werden, die, durch die Hände Gottes hergestellt, unvergleichlich besser konstruiert ist und bewunderungswürdige Bewegungen in sich hat als irgendeine, die von den Menschen erfunden werden kann.« Descartes war sich der Bedeutung seiner Thesen bewusst und scheute die Veröffentlichung. Erst zwölf Jahre nach seinen Tod erschien die medizinisch-philosophische Abhandlung unter dem Titel »De homine«.

Heute, Hunderte Jahre später, bestimmen die Ansichten des weitblickenden französischen Wissenschaftlers die medizinische Forschung wie nie zuvor. Und sogar die Strukturen im Gesundheitswesen selbst: Krankenhäuser sollen etwa billiger werden, hören wir – weil sie zu teuer sind. Und diese Effizienzverbesserungen wickeln – wie in anderen Wirtschaftsbereichen – zunehmend »Spitalsmanager« ab, die an Wirtschaftsuniversitäten ausgebildet wurden und längst nicht mehr im Medizinbetrieb groß geworden sind. Controller und Consulter übernehmen das Sagen. Krankenhäuser werden zu Wirtschaftsbetrieben und in der Folge zu Konzernen zusammengefasst, um möglichst erfolgreich geführt zu werden.

Das Kerngeschäft sei die möglichst optimale Behandlung von Patienten, alles andere sollen wirtschaftliche Profis übernehmen: Logistiker, Facility Manager, Techniker und so weiter. Für die einen sind solche Entwicklungen ein Segen, für andere – Mediziner und Patienten – sind sie zunehmend ein Fluch. Denn auch die Medizin wird, analog zur Maschine Mensch, in einzelne Bereiche zerlegt. Da gibt es Abteilungen für Herz, Lunge und jedes einzelne Organ und dann auch wieder für einzelne Erkrankungen. Eine Betrachtung den Menschen als Ganzes fehlt zunehmend.

Will man heute als Patient im Gesundheitswesen Zuwendung, muss man immer öfter extra dafür bezahlen. Keine Versicherung – und vor allem keine öffentliche Krankenversicherung – zahlt dem Arzt die Zeit, die er sich für seine Patienten nimmt. Im Durchschnitt unterbricht ein Arzt seinen Patienten nach 18 Sekunden das erste Mal im Gespräch. Eine ärztliche Visite im Krankenhaus dauert im Schnitt drei bis vier Minuten. Dabei ist die Redezeit des Arztes doppelt so lang wie jene des Patienten. Das haben Studien gezeigt. Die Folge: Unmittelbar nach dem Arzt-Patienten-Gespräch hat der Patient bereits 50 Prozent des Gesagten wieder vergessen.

Parallel zu diesen Entwicklungen werden Krankheiten, die bisher oft tödlich endeten, durch entsprechende moderne Therapien chronisch. Die Patienten werden nicht geheilt, können aber durch die regelmäßige Einnahme von Medikamenten überleben und zum Teil wieder ein normales Leben führen. Das sind einerseits enorme Fortschritte für die Betroffenen. Für die Gesundheitssysteme, und damit für uns alle, sind das aber auch enorme Belastungen: Die weltweiten Kosten für Herzinfarkt und Co., chronische Lungenkrankheiten (COPD), Diabetes und Krebs dürften sich von 4710 Milliarden Euro im Jahr 2010 auf 9720 Milliarden Euro im Jahr 2030 mehr als verdoppeln, schätzt die Weltgesundheitsorganisation.

Vielen von uns schwirrt ob solcher Zahlen der Kopf, und die Frage, was das mit dem Thema dieses Buches zu tun hat, ist gerechtfertigt. Die Antwort ist ernüchternd: Trotz aller Aufwendungen und Forschungen werden wir nicht gesünder!

Die Zahl der Menschen, die an Volkskrankheiten wie Herz-Kreislauf-Erkrankungen, Übergewicht, Allergien, rheumatischen Beschwerden etc. leiden, nimmt ständig zu. Analysen der Weltgesundheitsorganisation aus dem Jahr 2014 zur Krebserkrankung belegen gar, dass bereits jeder zweite Bürger in Industriestaaten im Lauf seines Lebens an Krebs erkrankt (43 % der Frauen, 50 % der Männer).[1]

---

[1] Weltkrebsbericht, WHO 2014 in http://www.spiegel.de/gesundheit/diagnose/welt-krebsbericht-2014-viele-krebstote-waeren-vermeidbar-a-950813.html

Nicht wenige Akteure des Gesundheitswesens – aus der Ärzteschaft, der Pharmabranche und der Medizintechnikindustrie – profitieren davon: Je weniger sie die Menschen heilen und ihre Leiden stattdessen in einen erträglichen, chronischen Zustand überführen, desto besser für ihre Umsätze. Man wird beinahe an ein Zitat des deutschen Dichters Eugen Roth (1895–1976) erinnert, der treffend formulierte: »*Was bringt den Doktor um sein Brot? a) Die Gesundheit, b) der Tod. Drum hält der Arzt, auf dass er lebe, uns zwischen beiden in der Schwebe.*« Nur dass es heute nicht die Ärzte sind, sondern das »Gesundheitswesen« als solches.

2.2. Wirtschaftsfaktor Medizin

Unser Gesundheitswesen ist ein gigantischer Wirtschaftszweig und Wirtschaftsmotor. Pharma- und Medizintechnikkonzerne sind dynamisch wachsende Unternehmen mit enormen Gewinnen. Im Jahr 2015 hat die Pharmabranche mehr als 300 Milliarden Euro für Unternehmensfusionen ausgegeben. Das ist fast so viel, wie die gesamte Wirtschaftsleistung Österreichs in einem Jahr ausmacht. Mit anderen Worten: Mit dem, was die Pharmaindustrie in einem Jahr für Firmenkäufe aufgewendet hat, hätte sie ganz Österreich kaufen können.

Angesichts solch immenser Zahlen gilt auch die Biotech-Branche für viele Wirtschaftspolitiker als Hoffnungsbereich und Jobmotor. Krankenhäuser wiederum sind die mit Abstand größten Arbeitgeber in Regionen. Und sie sind vor allem eines in einer globalisierten Welt, die verstärkt von Wirtschaftskrisen erschüttert wird: Sichere Arbeitgeber – denn eine Auslagerung in Billiglohnländer, wie das bei vielen Industriesparten üblich ist, funktioniert in diesem Dienstleistungssektor nicht. Angesichts der steigenden Zahlen von sogenannten Zivilisationskrankheiten muss sich das Gesundheitswesen auch keine Sorge um Patientennachschub machen. Die Branche ist damit eines: krisensicher.

Das wiederum lockt in wirtschaftlich wackeligen Zeiten nicht nur Investoren, sondern auch Glücksritter an. Im September 2015 löste ein solcher in den USA einen landesweiten Proteststurm aus. Über Nacht hatte das kleine und junge Pharmaunternehmen Turing Pharmaceuticals den Preis für das Medikament »Daraprim« um unglaubliche 5000 Prozent erhöht. Kostete eine Tablette dieses Arzneimittels, das zur Behandlung von Toxoplasmose und Malaria eingesetzt wird, ursprünglich 13,50 US-Dollar, wurde es vom Unternehmen nun um 750 Dollar verkauft, berichtete die *New York Times.*[2]

Von teuren Entwicklungskosten für das Produkt, die die Preiserhöhung gerechtfertigt hätten, konnte aber nicht die Rede sein. Das Mittel wurde nämlich bereits im Jahr 1953 von der amerikanischen Arzneimittelbehörde FDA zugelassen. Es gelte als Mittel erster Wahl bei Toxoplasmose – eine durch Parasiten übertragene Infektionskrankheit, die meist harmlos verläuft und oft auch keiner Behandlung bedarf, schrieb das deutsche Nachrichtenmagazin *Der Spiegel.*[3] Für Schwangere oder Menschen mit einem geschwächten Immunsystem – etwa HIV-Infizierte oder Krebskranke – kann die Krankheit jedoch gefährlich werden. Eine sechswöchige Behandlung kostete bis dahin rund 1100 US-Dollar. Die Preiserhöhung ließ die Kosten auf 63.000 US-Dollar ansteigen. Und das bei Herstellungskosten von nicht einmal einem Dollar.

Der Hintergrund: Das Produkt wurde mehrmals zwischen Pharmaunternehmen verkauft, und diese Kosten müssen wieder hereingespielt werden ... Ursprünglich wurde das Mittel vom britischen Konzern GlaxoSmithKline (GSK) hergestellt, der es auch in Europa vertreibt. 2010 verkaufte GSK die Rechte für den USA-Markt an das Unternehmen Corepharma. Und prompt stieg der Preis. 2014 wiederum wurde Corepharma von Impax Laboratories

---

[2] http://www.nytimes.com/2015/09/21/business/a-huge-overnight-increase-in-a-drugs-price-raises-protests.html?_r=0

[3] http://www.spiegel.de/wirtschaft/martin-shkreli-alles-nur-ein-soziales-experiment-a-1068944.html

übernommen. Wiederum stieg der Preis. Im August 2015 kaufte schließlich die Firma Turing Pharmaceuticals das Arzneimittel. Deren Argument für die erneute Preiserhöhung: Man habe das Geschäft profitabel machen müssen. Eigentümer des Unternehmens ist übrigens ein Hedgefonds-Manager, der bereits 2011 eine andere Firma gründete, die ebenfalls alte, wenig beachtete Arzneien aufkaufte und dann die Preise erhöhte.

Nur wenige Wochen nach dem Preis-Skandal um »Daraprim« machte ein weiteres Unternehmen mit einer ähnlichen Strategie auf sich aufmerksam: Staatsanwälte aus New York und Massachusetts untersuchten die Preispolitik des kanadischen Pharmakonzerns Valeant und haben entsprechende Dokumente eingefordert, weil der Konzern die Preise seiner Medikamente massiv angehoben hatte. Valeant kaufte im Frühjahr 2015 die Rechte für die zwei bereits am Markt eingeführten Herz-Medikamente »Isuprel« und »Nitropress« – und hob die Preise um 200 beziehungsweise 500 Prozent an. Der Fall wurde in der Folge sogar im amerikanischen Präsidentschaftswahlkampf zum Thema – die demokratische Kandidatin Hillary Clinton ernannte die Pharmabranche zu ihrem Lieblingsfeind.

Doch auch Europa und Österreich waren von derartigen Preisentwicklungen betroffen: Vor wenigen Jahren kaufte das US-Biotechnologieunternehmen Gilead Sciences eine Firma samt vielversprechendem Produkt gegen Hepatitis C – für etwa elf Milliarden US-Dollar. 2014 kam das entsprechende Produkt unter dem Namen »Sovaldi« auf den Markt und sprengte binnen kürzester Zeit nicht nur alle Rekorde, sondern auch die Kassen der Krankenversicherungen. Selbst andere Pharmaunternehmen bezeichneten die Entwicklung im Fall dieses Hepatitis-C-Medikaments als Sündenfall. Allerdings nicht, weil die Krankenkassen hier zu sparen versuchten, sondern weil die Unternehmen ob der Preispolitik des Konkurrenten Gilead Sciences sauer waren. Denn die einzelne Tablette kostete zum Start rund 1000 Dollar. Das sei sie wert, sagen die einen – immerhin heile das Medikament Hepatitis C binnen drei Monaten und spare damit teure Operationen bis hin zu Lebertransplantationen. Doch so eine Drei-Monats-Therapie kostete zum Start bis zu 150.000 Euro, und das ist für nahezu alle Krankenversicherungen der Welt kaum zu finanzieren. Allein die Wiener Gebietskrankenkasse kostete die Therapie im ersten Jahr 50 Millionen Euro. 16.000 Euro für eine Packung zu verlangen, das hatte sich bisher noch kein Pharmaunternehmen getraut. Für die Firma rechnete sich die Preispolitik: Die Übernahmekosten von elf Milliarden Dollar für das Produkt wurden bereits im ersten Jahr wieder hereingespielt.

International suchten in der Folge Gesundheitspolitiker nach Auswegen – nicht zuletzt um zu verhindern, dass andere Arzneimittel-Hersteller bei neuen Produkten diesem Beispiel folgen. Rabatte wurden sogar per Gesetz verankert. Doch die Entwicklung steht erst am Anfang und wird wohl auch kaum aufzuhalten sein. Vor allem neue Medikamente in der Krebstherapie sind teuer. Denn nach vielen Jahrzehnten der oft ergebnislosen Forschung gibt es nun deutliche Fortschritte. Von zehn Medikamenten, für die Spitäler heute am meisten Geld ausgeben, sind neun Krebsmittel. Gerade die Immuntherapie verspricht bedeutende Entwicklungen für die kommenden Jahre. Womit sich der Kreis zum eigentlichen Thema dieses Buches schließt: unserem Immunsystem und der Bedeutung von Fieber.

2.3. Der Krieg gegen Krebs

Begonnen hat die Entwicklung 1971 – also vor 45 Jahren. Damals startete Richard Nixon, der damalige Präsident der USA, den »Krieg gegen Krebs« – wie er es nannte. Das Projekt war ambitioniert: In 25 Jahren sollten Heilmittel gegen Krebs gefunden werden und die Krankheit besiegt sein. Der Plan schlug fehl. Eine endgültige Heilung gibt es trotz der zahlreichen Anstrengungen bis heute nicht. Bei manchen Krebsarten steigt allerdings die Lebenserwartung deutlich. Und damit steigen auch die Preisvorstellungen der Pharmafirmen. Und es steigt noch etwas: die Zahl der Krebserkrankungen.

Jedes Jahr werden in der Europäischen Union 3,5 Millionen neue Krebserkrankungen diagnostiziert. Rund 1,7 Millionen Todesfälle pro Jahr sind in den EU-Ländern auf Krebs zurückzuführen – Tendenz steigend. In Deutschland gibt es rund 500.000 Neuerkrankungen pro Jahr, in Österreich erhalten jährlich mehr als 38.000 Menschen die Diagnose Krebs. Für die Investoren und Finanzmärkte ist die Rechnung also einfach: Hohe Preise, multipliziert mit großer Nachfrage und Menge, bedeuten Rekordgewinne.

Statistisch gesehen zeigt sich aber deutlich – und es bestätigt, was viele Menschen auch zu spüren glauben: Die Erfolge sind dürftig, gemessen an den hohen Ausgaben für die Gesundheit. Trotz aller medizinischen Bemühungen ist die Todesrate bei Krebserkrankungen in den vergangenen 60 Jahren kaum gesunken, sie dürfte nach Schätzungen der Weltgesundheitsorganisation in den kommenden Jahren sogar wieder zunehmen.

In den USA starben vor fünf Jahren etwa 200 von 100.000 Menschen pro Jahr an Krebs. Das waren nur zehn weniger als im Jahr 1950. Ähnlich sieht die Entwicklung in Europa aus. Starben in Österreich 1983 etwas mehr als 200 von 100.000 Krebskranken, so waren es 20 Jahre später immer noch 175.[4] Bei einzelnen Krebsarten stiegen die Todesraten laut Krebsbericht der Statistik Austria sogar oder blieben weitgehend gleich. Etwa bei Leberkrebs, Bauchspeicheldrüsenkrebs, Lungenkrebs bei Frauen, Hautkrebs, Brustkrebs, Gebärmutterschleimhautkrebs[5], Prostatakrebs, Non-Hodgkin-Lymphom und Leukämie.[6]

Nicht nur die Zahl der Krebserkrankungen steigt weltweit deutlich an – ebenso die Zahl der Todesfälle. Ganz im Gegensatz zu dem, was man auf internationalen Krebskongressen an Forschungserfolgen der Medizinindustrie hört. Bis 2030 erwartet die Weltgesundheitsorganisation 21,6 Millionen neue Krebsfälle im Jahr. Zum

---

[4] Hier ist bereits die steigende Lebenserwartung berücksichtigt, da in hohem Alter die Wahrscheinlichkeit für Krebserkrankungen zunimmt

[5] Nicht zu verwechseln mit dem Gebärmutterhalskrebs, der stark rückläufig ist

[6] Quelle: Statistik Austria: Krebsinzidenz und Krebsmortalität in Österreich, 2004, Wien

Vergleich: 2012 waren es laut Weltkrebsbericht 2014[7] rund 14 Millionen Neuerkrankungen. Die Todesfälle durch Krebs werden demnach von 8,2 auf rund 13 Millionen ansteigen.

Hinterfragt man diese Zahlen genauer, zeigt sich Erschütterndes: Bis 2030 steigt die Zahl der Neuerkrankungen um 54 Prozent, die Zahl der Todesfälle aber um 58 Prozent. Der Weltkrebsbericht 2014 zeigt, wie oben erwähnt, dass in den industrialisierten Ländern bereits 43 Prozent der Frauen und 50 Prozent der Männer an Krebs erkranken – also jeder Zweite! Bei milliardenschweren Aufwendungen für die Therapie, wohlgemerkt.

Das neue Zauberwort in der Therapie heißt individualisierte Medizin. Mittels Gentests werden für die verschiedensten Produkte jene Menschen herausgefiltert, für die das jeweilige Medikament am besten passt. Abgesehen von den beträchtlichen Kosten dieser individualisierten molekularbiologischen Diagnostik führt das dazu, dass nicht mehr jeder Patient flächendeckend die gleiche Behandlung erhält, sondern die für ihn möglichst passende gewählt wird. Gleichzeitig sinken die verkauften Arznei-Mengen der Industrie, und diese hebt in der Folge die Preise weiter an. Ihr Argument: Die Forschung sei teuer, bringe aber auch Erfolge. Und medizinischer Fortschritt habe eben seinen Preis.

Nicht selten schießt dieser Fortschritt in anderen medizinischen Bereichen aber über das Ziel hinaus. Dann nämlich, wenn das Leben immer mehr »medikalisiert« wird. Kritiker, wie der deutsche Wissenschaftsjournalist Jörg Blech, haben schon vor Jahren »eine Industrie zur Krankheitserfindung« geortet.[8] Blech erläutert in seinem gleichnamigen Buch ausführlich, wie pharmazeutische Firmen und medizinische Interessenverbände Leiden erfinden und Krankheit zum Industrieprodukt wird. »Dazu münzen Firmen und Verbände normale Prozesse des Daseins um in medizinische Probleme, sie ›medikalisieren‹ das Leben.« An zahlreichen Krankheiten, wie etwa der Osteoporose, zeigt der Autor, wie die Medizinindustrie mittels Knochendich-

---

[7] http://www.iarc.fr/ International Agency for Research on Cancer WHO/IARC

[8] Blech, Jörg: Die Krankheitserfinder, S. Fischer Verlag, S. 23

temessung ganze Bevölkerungsschichten plötzlich erkranken lässt und zum Schlucken neuer Medikamente verleitet. Tatsächlich sei der Nutzen der Knochendichtemessung für beschwerdefreie Patienten nicht wissenschaftlich belegt.

Parallel dazu wird an gewinnbringenden Methoden festgehalten, die längst überholt sind. Wissenschaftler und Ärzte der renommierten Cochrane Collaboration, des International Austrian Screening Committees und des Österreichischen Netzwerks Evidenzbasierte Medizin äußerten sich Ende 2013 besorgt über neue Vorsorgeempfehlungen der Wiener Ärztekammer. Einige dieser Empfehlungen weichen laut den Experten deutlich von internationalen Standards ab und sind veraltet – mit nachteiligen Folgen für die Patienten. Studien deuten darauf hin, dass zum Beispiel die regelmäßige Untersuchung der Brust, Mammografien ab 40 Jahren oder regelmäßige Prostata-Tastuntersuchungen wegen vieler falsch positiver Befunde mehr Schaden als Nutzen verursachen können.

Studien der Ludwig Boltzmann Gesellschaft in Österreich haben gezeigt, dass die Zahl der niedergelassenen Ärzte eine direkte Auswirkung auf die Gesundheit der Menschen hat. Allerdings nicht, wie man annehmen würde, positiv, sondern umgekehrt: Je mehr Ärzte es gibt, umso kränker sind die Menschen. Das wiederum deckt sich mit Studien, die vor einigen Jahren bei Ärztestreiks in Israel und Kalifornien durchgeführt wurden. Als in den Krankenhäusern nur Notbetrieb herrschte, ging die Zahl der Todesfälle zurück. Das Medizinsystem stolpert also über die eigenen Erfolge.

2.4. Tödliche Wunderwaffe Antibiotika

Das wohl sichtbarste Beispiel für eine Umkehrung medizinischer Erfolge ins Gegenteil sind Antibiotika. Sie gehören zu den wichtigsten und effizientesten Medikamenten überhaupt. Seit der Entdeckung des Antibiotikums »Penicillin« im Jahr 1928 durch den britischen Forscher Alexander Fleming feierten Antibiotika einen weltweiten Siegeszug als umjubelte Wunderwaffe im Kampf gegen Infektionskrankheiten. Doch heute bereitet ausgerechnet diese Wunderwaffe den Medizinern immer öfter Sorgen. Der Grund sind resistente Bakterien. Kommt ein Patient mit einer schweren Infektion ins Krankenhaus, liegt das Risiko, dass die bisherige Standardtherapie mit Antibiotika nicht mehr wirkt, bereits bei 25 Prozent. Bei einigen Tuberkulose-Stämmen liegt die Resistenzrate sogar bei 50 Prozent.[9]

Ist das allein schon schlimm genug, kommt noch ein zweites Geschehen dazu: Antibiotikaresistente Keime machen vermehrt Menschen, die mit ganz anderen Problemen kommen, im Spital krank. Das Europäische Zentrum für Krankheitskontrolle (ECDC) in Stockholm geht von jährlich in der EU auftretenden 4,1 Millionen Infektionen aus, die »gesund« ins Krankenhaus gekommene Patienten dort erst erwerben.[10] Das führt den Zahlen zufolge jährlich zu 37.000 Todesfällen.

Die Autoren einer anderen Studie der Berliner Großklinik Charité warnen wiederum, dass die Zahl der Infektions-Toten von derzeit weltweit etwa 700.000 pro Jahr bis 2050 auf zehn Millionen steigen könnte. Dafür legen sie Schätzungen der britischen Regierung von 2014 zugrunde und setzen voraus, dass keinerlei Gegenmaßnahmen getroffen werden. Für Europa würde dies einen Anstieg von derzeit etwa 23.000 auf 400.000 Tote bedeuten. Damit würden dann mehr Menschen an multiresistenten Keimen sterben als an Krebs, so die Autoren.

In Deutschland geht das Gesundheitsministerium von insgesamt 400.000 bis 600.000 Patienten aus, die sich jedes Jahr durch medizinische Behandlungen Infektionen zuziehen, und von bis zu 15.000 Toten. Umgerechnet auf Österreich, wären das in jedem Fall mehr als 1000 Todesfälle pro Jahr. Zum Vergleich: 2014 kamen hierzulande im Straßenverkehr 430 Menschen ums Leben.

---

[9] Rümmele/Feiertag: Zukunft Gesundheit, S. 10

[10] http://www.springermedizin.at/artikel/47426-krankenhausinfektionen-nicht-nur-schlamperei-und-resistenzen

Gut ein Zehntel der Krankenhauskeime gilt heute bereits als multiresistent (MRSA). Das heißt, diese Keime reagieren nicht mehr auf gängige Antibiotika. Die Gründe dafür liegen unter anderem im unkontrollierten und ausufernden Einsatz von Antibiotika in den vergangenen dreißig Jahren.

Oft greifen Ärzte leichtfertig zu Antibiotika – nicht selten unter dem Druck von Patienten, wenn diese etwa über Atemwegsinfektionen klagen. Viele Ärzte geben dem nach, um Patienten nicht zu verlieren oder weil sie in der Diagnose nicht ganz sicher sind. Rund neunzig Prozent der Atemwegsinfektionen sind allerdings virale Infektionen – hier wirken Antibiotika nicht und schwächen überdies das Darm-assoziierte Immunsystem.

Ein weiterer Grund für den übermäßigen Einsatz von Antibiotika ist die Leistungsexplosion in der modernen Medizin: Bei immer mehr Eingriffen werden immer öfter medizinische Barrieren überwunden, und die Zahl der bakteriellen Infektionen steigt in Kliniken rasant – ebenso die Zahl der dort eingesetzten Antibiotika –, was ebenfalls zu Resistenzbildungen führt.

Österreich liegt bei der Infektionsrate im europäischen Durchschnitt, dieser beträgt laut Forschern rund sechs Prozent. Pneumokokken, Harnwegs- und Wundinfektionen stehen im Vordergrund. Immer mehr rücken Infektionen mit dem Durchfallkeim Clostridium difficile in den Blickpunkt von Hygienikern und Infektionsfachleuten. Die Österreichische Agentur für Gesundheit und Ernährungssicherheit (AGES) schätzt eine Mortalität von mehr als zehn Prozent. Die Sterblichkeit könne bei derartigen im Krankenhaus erworbenen Infektionen sogar bei 20 Prozent liegen. Faktum ist, dass die durchschnittliche Aufenthaltsdauer im Spital im Infektionsfall um ganze zehn Tage steigt. Zehn bis 15 Prozent der Patienten erleiden später einen Rückfall. Damit haben Krankenhausinfektionen und postoperative Wundinfektionen nicht nur problematische medizinische Konsequenzen, sondern verursachen auch erhebliche Kosten.

Neue Studien belegen zudem einen Verdacht, der schon vor langer Zeit erhoben worden ist: Es gibt eine Verbindung zur Verwendung von bestimmten Antibiotika bei Mensch und Tier und dem Auftauchen von resistenten Keimen. Zu diesem Schluss kamen im Frühjahr 2015 die federführenden Expertengremien der EU in einem gemeinsamen Bericht: Das Europäische Zentrum für die Prävention und die Kontrolle von Krankheiten (ECDC/Schweden), weiters die Europäische Lebensmittelbehörde (EFSA/Parma) und die EU-Arzneimittelagentur (EMA/London) haben dafür erstmals gemeinsam die Situation in Europa untersucht und Daten aus Agrarindustrie und Medizin analysiert.

Demnach wurden von jedem Menschen in der EU im Jahr 2012 durchschnittlich 116,4 Milligramm Antibiotika pro Kilogramm Körpergewicht »konsumiert«. Die Nutztiere aus der Lebensmittelproduktion kamen im Schnitt mit 144 Milligramm pro Kilogramm Biomasse noch deutlich schlechter weg. Die Experten erklären in ihrem Bericht: »Insgesamt wurde ein Zusammenhang zwischen der Verwendung von Antibiotika in der Tierzucht und dem Auftauchen von Resistenzen bei den meisten verwendeten Kombinationen beobachtet.«[11]

Am stärksten sei dies bei der Bakterienart Escherichia coli von Tieren der Fall gewesen. Das hätte aber auch für Salmonellen und Campylobacter gegolten, schrieben die Experten.[12] Umgekehrt wurde beim Menschen aufgezeigt, dass speziell die Verwendung von bestimmten Antibiotika (Cephalosporine der 3. und 4. Generation) sowie von Fluorchinolonen mit dem Auftauchen von resistenten E.-coli-Keimen in Verbindung stehen dürfte, ebenso bei bestimmten Salmonellenarten.

Das Besorgniserregende dabei: Bis 2030 werden weltweit um zwei Drittel mehr Antibiotika in der Nutztierhaltung verwendet werden als 2010, prognostizieren Forscher im US-Fachjournal *PNAS*. Daran seien wachsender Fleischkonsum und intensivere Viehhaltung in Schwellenländern schuld.

---

[11] http://medianet.at/article/studie-antibiotika-als-gefahr-1289.html

[12] Ebenda

Antibiotika werden in der modernen Viehzucht eingesetzt, um Tiere gesund zu halten, und damit sie schneller wachsen. In einer Studie mit Daten unter anderem aus Österreich zeigten Forscher in der Fachzeitschrift *Journal of Antimicrobial Chemotherapy*, dass Schweine, Geflügel und Rinder umso öfter resistente Bakterien tragen, je mehr Antibiotika verwendet werden. Ein Drittel der Steigerung führen die Experten auf einen erhöhten Fleischbedarf in Schwellenländern zurück, wodurch mehr Tiere gehalten werden müssen. Das weitere Drittel sei einem Wechsel zu intensiverer Viehzucht in Ländern wie Brasilien, Indien, China und Russland geschuldet. In diesen Ländern ist eine Verdoppelung der verabreichten Antibiotikamengen zu erwarten.[13]

Die Umweltschutzorganisation Greenpeace hat dazu im August 2015 Schweinefleisch aus österreichischen Supermärkten untersucht. In rund einem Viertel der Proben wurden antibiotikaresistente Keime, darunter MRSA und ESBL-Erreger, nachgewiesen. Das Fleisch stammte aus konventioneller Haltung. Damit Antibiotika auch in Zukunft wirksam bleiben, fordert Greenpeace eine deutliche Reduktion des Medikaments in der Intensivtierhaltung. Eine Chance dafür bietet das *Tierarzneimittel-Verordnungspaket*, das in der Europäischen Union Ende 2015 beschlossen wurde. »Fleisch unbedenklich zu genießen ist, wie auch unser Schweinefleischtest zeigt, nicht mehr möglich. Auf jedem Stück Steak oder in jedem Faschierten können bereits antibiotikaresistente Keime lauern«, sagte die Konsumentensprecherin von Greenpeace Österreich, Nunu Kaller. Die Umweltschutzorganisation fordert, ausschließlich kranke Tiere mit Antibiotika zu behandeln und auf Reserve-Antibiotika, die als Notfallmedikamente für Menschen gedacht sind, in der Tierhaltung gänzlich zu verzichten. Auch der Handel mit Tierarzneimitteln über das Internet müsse verboten bleiben.[14]

---

[13] Ebenda

[14] http://www.greenpeace.org/austria/de/presse/presseaussendungen/Gentechnik/2015/
Greenpeace-Test-Schweinefleisch-mit-antibiotikaresistenten-Keimen-belastet/

Nicht zuletzt aufgrund dieser Zahlen hat sogar die US-Behörde für Lebensmittelüberwachung und Arzneizulassung (FDA) angeordnet, den Einsatz von Antibiotika in der Tierhaltung einzuschränken. Demnach dürfen Antibiotika, die auch zur Behandlung von Menschen dienen, nur noch auf tierärztliches Rezept in der Vieh- und Hühnerzucht verabreicht werden. Außerdem dürfen sie ausschließlich zur Behandlung bestimmter Krankheiten und nicht mehr zur Wachstumsförderung bei Tieren eingesetzt werden. Auch die EU will künftig Landwirte verpflichten, Antibiotika sehr zurückhaltend einzusetzen.

Parallel dazu haben sich die Mitgliedstaaten der Weltgesundheitsorganisation (WHO) auf einen globalen Aktionsplan für den Kampf gegen Antibiotika-Resistenzen verständigt. Ziel sei es, eine wirksame Behandlung und Vorbeugung bakterieller Infektionen durch effektive und sichere Medikamente auch weiter gewährleisten zu können, erklärte die Organisation. Ende 2015 haben sich angesichts der zunehmenden Bedrohung durch tödliche Keime auch die G7-Staaten in Berlin auf einen Maßnahmenkatalog geeinigt. Um Resistenzen zu verhindern, sollten Antibiotika nur zu therapeutischen Zwecken und nach individueller Diagnostik verabreicht werden.

2.5. Schmerzmittel im Trinkwasser

Antibiotika sind nicht der einzige Bereich, wo es zu einem überzogenen und unkontrollierten Einsatz von Medikamenten kommt. Hans Jörg Schelling, damaliger Vorsitzender der Österreichischen Krankenkassen und ab Herbst 2014 österreichischer Finanzminister, brachte die Bedrohung im Sommer 2013 bei einer Konferenz im Tiroler Bergdorf Alpbach zynisch auf den Punkt: »Ein Glas Donauwasser enthält angeblich so viele Medikamenten-Rückstände, dass man es schon fast zur Vorbeugung empfehlen könnte.«[15] Tatsächlich

---

[15] Schriebl-Rümmele: Zeitbombe Umweltgifte, S. 28

gelangen in Deutschland und Österreich jährlich Tausende Tonnen Pestizide und Düngemittel aus der Landwirtschaft in die Böden und ins Wasser. In dicht besiedelten Gebieten werden bis zu 100 verschiedene Arzneistoffe in Gewässern nachgewiesen – dies kritisierten im Jahr 2013 dann auch die EU-Parlamentarier. In einer möglicherweise wegweisenden Abstimmung hat das Europaparlament deshalb im Juni 2013 drei Arzneimittel als potenzielle Gefahr für die Reinheit von Gewässern eingestuft.

Bereits jedes dritte in Österreich geschluckte Medikament ist ein Schmerzmittel. 2014 wurden knapp 245 Tonnen an Schmerzmitteln und Entzündungshemmern verschrieben. Das waren 50 Prozent mehr als noch im Jahr 1997. Und viele sind laut dem Österreichischen Umweltbundesamt bereits auch in Flüssen, Seen und den Abflüssen von Kläranlagen messbar. Nicht zuletzt deshalb votierten mit überwältigender Mehrheit die EU-Abgeordneten für einen Gesetzesentwurf, der erstmals Arzneimittel in eine Beobachtungsliste möglicher Wasser-Schadstoffe aufnimmt. Es handelt sich um Hormone, die in Verhütungsmitteln enthalten sind, sowie um das Schmerzmittel »Diclofenac« – eine Substanz, die Teil von rund achtzig erhältlichen Schmerzpräparaten ist, wie etwa »Voltaren« oder »Deflamat«, und die laut Warnung der Gesundheitsbehörden zu schweren Komplikationen durch eine Verdickung des Bluts führen kann.

Das Schmerzmittel[16] Diclofenac kann, wenn es zu lange und zu hoch dosiert eingenommen wird, in seltenen Fällen zu schweren Nebenwirkungen bis hin zum Tod führen, warnte im Herbst 2013 die EMA, die Oberste Arzneimittelbehörde der EU.[17]

Studien haben gezeigt, dass nahezu jeder Mensch einmal in seinem Leben in irgendeiner Form Schmerzmittel zu sich nimmt. Weil viele Produkte zudem rezeptfrei verfügbar sind, gehören Schmerzmittel zu den am häufigsten angewandten Arzneimitteln in der Selbstmedikation. Allein in Deutschland werden pro Jahr mehr als 600 Millionen Euro dafür ausgegeben.

---

[16] Umweltbundesamt: Arzneimittelrückstände in der Umwelt, S. 20, Wien

[17] http://science.orf.at/stories/1728730/

Den höchsten Pro-Kopf-Verbrauch an Schmerzmitteln mit 147 sogenannten »standardisierten Zähleinheiten« pro Einwohner hat Schweden. Es folgen Frankreich mit 141 Einheiten, Australien mit 106, Kanada mit 81, die USA mit 61 sowie Deutschland mit 51 Einheiten. Mit 46 beziehungsweise 42 Einheiten weisen die Schweiz und Österreich im internationalen Vergleich noch den geringsten Verbrauch auf. Die Tendenz ist aber auch hier steigend.

Allein in Deutschland ist die Verschreibung von Schmerzmitteln zwischen 2005 und 2011 um 50 Prozent gestiegen. Lag die Verordnung starker Schmerzmittel in der Bundesrepublik im Jahr 2005 noch bei 4,2 Millionen Packungen, gaben die Apotheken 2011 bereits mehr als 6,3 Millionen Packungen an Versicherte der gesetzlichen Krankenversicherungen ab. Starke Schmerzmittel, wohlgemerkt.

2.6. Zu viele fiebersenkende Mittel

Was Antibiotika, Schmerzmittel und teure medizinische Forschung mit Fieber zu tun haben, zeigt sich, wenn man die Entwicklungen mit den bereits beschriebenen vergleicht: Eine ähnliche Situation gibt es bei fiebersenkenden Arzneimitteln. Auch hier steigt der Verbrauch stetig. Kündigt sich mit Fieber eine Erkrankung an, wird das Fieber möglichst rasch unterdrückt. Zum Teil auch, um in wirtschaftlich schwierigen Zeiten nicht krankheitsbedingt am Arbeitsplatz auszufallen. Dafür gibt es unter Gesundheitsökonomen sogar einen Namen: Präsentismus. Dies bedeutet, dass sich kranke Menschen ins Büro schleppen, um dort Präsenz zu zeigen. Möglich ist das im Fall von Erkältungen und grippalen Infekten meist nur mit fiebersenkenden Produkten.

Insgesamt sind schmerzstillende Wirkstoffe wie Acetylsalicylsäure (ASS), Paracetamol, Ibuprofen und Diclofenac heute bereits in den meisten Hausapotheken zu finden. Verwendet werden sie gegen Kopf- und Gelenkschmerzen oder grippale Infekte. Und immer öfter auch einfach gegen Fieber.

Experten fordern nicht zuletzt deshalb schon länger, dass die Mengen frei verkäuflicher Schmerzmittel begrenzt werden sollen. In Deutschland etwa darf Paracetamol bereits seit April 2009 von Apothekern höchstens in einer Gesamtmenge von zehn Gramm ohne Rezept verkauft werden. Denn Paracetamol ist in hoher Dosierung Gift für die Leber. In den USA sterben laut Untersuchungen jedes Jahr 500 Menschen an den Folgen einer Überdosierung. In Deutschland werden pro Jahr rund 4200 sogenannte Intoxikationen mit Paracetamol bei den Giftinformationszentren gemeldet.[18] Weil Paracetamol nicht nur Schmerzen lindert, sondern zugleich Fieber senkt, ist es auch ein beliebtes Kinder-Arzneimittel, meist in niedriger Dosierung und in Zäpfchenform.

Denn Fieber wird längst nicht mehr als Anzeichen für einen gerade stattfindenden Abwehrkampf des Immunsystems, sondern irrtümlicherweise oft schon als Erkrankung selbst interpretiert (mehr dazu im folgenden Kapitel).

Auffällig dabei ist, dass in unserer heutigen Zivilisation viele Menschen die Fähigkeit teilweise oder ganz verloren haben, auf eine Infektion mit Fieber zu reagieren. Warnungen, besonders aus der anthroposophischen Medizin, das Fieber gerade im Kindesalter, aber auch bei Erwachsenen nicht vorschnell und ohne Not medikamentös zu senken, sind durchaus ernst zu nehmen.

Zusammenhänge zwischen der weitverbreiteten Praxis der sofortigen Verschreibung von Antibiotika und fiebersenkenden Mitteln, selbst bei Bagatellerkrankungen und gewöhnlichen grippalen Infekten, sowie dem Anstieg von Zivilisationskrankheiten wie Allergien (die auf immunologischen Fehlfunktionen beruhen), sind natürlich spekulativ. Sie können aber auch nicht einfach negiert werden.

Inwieweit heutige antibiotische und anti-inflammatorische Therapien als Nebenwirkung die febrile (fiebrige, fieberhafte) Reaktionsfähigkeit und damit ein wichtiges Abwehrpotenzial schädigen, ist im Detail noch nie untersucht worden. Und: Die Fähigkeit, zu

---

[18] http://www.pharmazeutische-zeitung.de/index.php?id=6126

fiebern, ist nicht patentierbar, und es ist daher auch nicht zu erwarten, dass die Forschung sich dieses Themas je annehmen wird.

2.7. Teure Krebsmedizin

Auch in anderen Bereichen kommen »Überdosierungen« vor: In Deutschland bemängelte der Sachverständigenrat zur Begutachtung der Entwicklung im Gesundheitswesen – das wichtigste offizielle Expertengremium des Landes – bereits vor einigen Jahren in einem Gutachten, dass die Versicherten parallel unter Über-, Unter- und Fehlversorgung zu leiden hätten. Deutlich wird das beim Thema Brustkrebs.

Bei Frauen nimmt die Zahl der Brustkrebs-Erkrankungen zu. Bei der Diagnose und Therapie gibt es sowohl Über- wie auch Fehlversorgungen. So gebe es zahlreiche Mammografien bei Frauen unter 50 Jahren, die eigentlich wenig bringen. »Gerade bei dieser Altersgruppe ist das Verhältnis zwischen diagnostischem Nutzen und möglichen Schäden ungünstig«, schreiben die Sachverständigen.[19] Doch das ist noch nicht alles: Etwa die Hälfte der Patientinnen mit Brustkrebs werde »trotz anerkannter Leitlinien nicht systemisch adjuvant behandelt«. Conclusio der deutschen Experten: Der durchschnittliche individuelle Nutzen eines bevölkerungsweiten Mammografie-Screenings ist gering. Dennoch argumentieren Radiologen, dass am besten jede erwachsene Frau jährlich zum Screening sollte.

Dabei ist nicht gesagt, dass mittels Screening Tumoren rechtzeitig entdeckt werden. Zwar ist die Mammografie zurzeit die einzige anerkannte Methode für die Erkennung von Brustkrebsvorstufen und frühen Tumorstadien. Es ist aber wissenschaftlich erwiesen, dass in der Diagnose erfahrene Radiologen wesentlich mehr Brustkrebsfälle entdecken als weniger erfahrene.

---

[19] Rümmele/Feiertag: Zukunft Gesundheit, Seite 18

Hans Mosser, Oberarzt am Institut für Röntgendiagnostik am Wiener Donauspital, konkretisiert dies in der *Wiener Klinischen Wochenschrift*: Um eine entsprechende Qualität in der Diagnose gewährleisten zu können, müsste jeder der damit befassten Radiologen jährlich wenigstens 2000 Befundungen machen. International gefordert werden sogar 5000 Befundungen. Dies würde jedoch bedeuten, dass die Mammografien nur auf maximal 90 große Zentren österreichweit konzentriert werden müssten. Viele kleinere Einrichtungen hätten sich von dieser Untersuchungsmethode zu verabschieden. Angesichts der teuren Geräte – je nach Ausstattung und Servicepaket des Herstellers zwischen 300.000 und 600.000 Euro oder mehr – kann man sich vorstellen, was das für ein wirtschaftlicher Schaden für die Betreiber wäre.[20]

Also argumentieren sie mit Ergebnissen großer Studien, die besagen, dass sich durch die Teilnahme am Screening bei Frauen zwischen 40 und 69 Jahren die Sterblichkeit aufgrund von Brustkrebs um gut 33 Prozent senken lasse. Doch dahinter verbirgt sich ein statistischer Trick: Hört man die Zahl, meinen viele aufgrund dieser Zahlen, dass von 100 Frauen, die sich untersuchen lassen, 33 das Leben gerettet wird. Doch das ist falsch. Tatsächlich besagen die Zahlen wegen der statistischen Häufigkeit von Brustkrebs in diesem Lebensabschnitt, dass maximal eine Frau profitiert. Wie das geht?

Von 1000 Frauen im Alter zwischen 40 und 69, die jährlich zur Mammografie gehen, sterben, statistisch betrachtet, drei an Brustkrebs. Von 1000 Frauen im gleichen Alter, die über all die Jahre hinweg NICHT zur Mammografie gehen, sterben vier an Brustkrebs. Der relative Unterschied zwischen vier und drei ergibt die genannten 33 Prozent. Anders ausgedrückt: Von 1000 Frauen, die im kritischen Alter regelmäßig zur Reihenuntersuchung gehen, kann eben maximal eine profitieren. Wenn überhaupt.

Das persönliche Leid und die Folgekosten für Biopsien und Laboruntersuchungen bei all jenen Frauen, denen die Mammografie einen falsch positiven Befund liefert, ist hier noch gar nicht

---

20 Ebenda

berücksichtigt. Früherkennung hat nämlich für viele Frauen zur Folge, dass oft erheblicher medizinischer Aufwand nötig ist, um unter den vielen Befunden, die nach Tests als verdächtig identifiziert wurden, die Fehlalarme herauszufiltern. Laut Hochrechnung muss man etwa annehmen, dass in Deutschland jede zweite Frau, die regelmäßig zwischen ihrem 40. und 69. Lebensjahr zur Mammografie-Untersuchung geht, zumindest einen positiven Befund bekommt, obwohl sie gar keinen Brustkrebs hat.

Entsprechende Zahlen für Österreich liegen nicht vor. Man darf aber aufgrund der ähnlichen medizinischen Ausbildungsstandards, technischen Voraussetzungen und vor allem der annähernd gleichen gesundheitlichen Grundkonstitution der Frauen annehmen, dass sie mit jenen aus Deutschland vergleichbar sind.

Das Österreichische Bundesinstitut für Gesundheitswesen hat analog dazu im Jahr 2004 die Möglichkeit geprüft, ein flächendeckendes – aber kontrolliertes – Mammografie-Screening in Österreich einzuführen. Aufgrund der erwarteten Senkung der Sterblichkeit könnte mit jährlich bis zu 500 Brustkrebstoten weniger gerechnet werden, lautete das Argument. Würden sich alle Österreicherinnen zwischen dem 50. und 69. Lebensjahr zweijährlich einer Mammografie unterziehen, würde das jedes Jahr 464.000 Mammografien erfordern. Aufgrund derartiger Daten wurde im Jahr 2014 das Mammografie-Screening komplett umgestellt. Anstatt flächendeckende Screenings pro Jahr und unabhängig vom Alter zu machen, werden gezielt Frauen zwischen 45 und 69 Jahren alle zwei Jahre eingeladen. Und zwar in entsprechend qualifizierte Zentren mit hohen Fallzahlen, um Falschbefunde möglichst zu reduzieren und die Zahl der richtigen Befunde zu erhöhen. Frauen zwischen 40 und 44 Jahren sowie über 70 Jahre können ebenfalls jederzeit, jedoch nur mit Zuweisung eines Arztes und im Verdachtsfall, zur Mammografie gehen. Auch in dieser Altersgruppe gilt ein Rhythmus von zwei Jahren.

Die Folge war absehbar: Bereits wenige Wochen nach dem Start des Programms liefen Radiologen Sturm, wetterten gegen einen massiven Rückgang der Untersuchungen und erwarteten eine höhere Sterblichkeit aufgrund vieler zu spät entdeckten Krebsfälle. Tatsächlich erzielt das System seine beabsichtigte Wirkung: Die Qualität der Screenings wurde besser, Frauen wurden gezielter untersucht. Und: Es fanden weniger teure und unnötige Untersuchungen statt. Sehr zum Leidwesen der Radiologen allerdings.

Bei anderen Krebsarten sieht es ähnlich aus: Die Diagnostik des Lungenkarzinoms beschreibt der deutsche Sachverständigenrat als verbesserungsbedürftig. Patienten würden häufig in unzureichend qualifizierten Einrichtungen operiert, was zu einer Fehlversorgung führe. Und es gebe laut diesen Experten »hinreichend sichere Hinweise«, dass Schmerzen bei vielen Krebskranken in Deutschland nicht ausreichend behandelt werden. Und das, obwohl die Ausgaben für schwere Schmerzmittel laufend steigen. Laut dem Arzneiverordnungsreport, der jährlich vom wissenschaftlichen Institut der Krankenkassen und dem Pharmakologischen Institut der Universität Heidelberg herausgegeben wird, stiegen etwa die Ausgaben für Morphine (laut WHO der Goldstandard in der Tumorbehandlung) im Jahr 2007 um 5,2 Prozent. Alle Schmerzmittel zusammengerechnet brachten es sogar auf ein Plus von 8,4 Prozent.

Nicht viel besser sehen die Bilanzen beim Leiden Nummer eins aus, den Herz-Kreislauf-Erkrankungen. »Trotz intensiver Anstrengungen in der Akutversorgung kardialer Ereignisse konnten bislang in Deutschland im Vergleich zu anderen westlichen Ländern nur mittelmäßige Erfolge hinsichtlich des Rückgangs der kardialen Mortalität erzielt werden«, schreibt der deutsche Sachverständigenrat. In Österreich sieht es nicht viel anders aus: 44 Prozent der Todesfälle entfielen 2007 auf Herz-Kreislauf-Erkrankungen. 1970 waren es gerade einmal drei Prozentpunkte mehr – nämlich 47,2 Prozent. Alle hier genannten statistischen Prozentwerte sind natürlich »altersbereinigt«, nehmen also auf die demografische Entwicklung Rücksicht.

In den vergangenen rund 40 Jahren hat sich damit so gut wie nichts bewegt – trotz Milliardenausgaben für Therapien und präventive Arzneimittel. In Österreich zahlten die Krankenkassen im Jahr 2006 für Medikamente gegen Herz-Kreislauf-Erkrankungen

160 Millionen Euro – mehr als für jede andere Arzneimittelgruppe. Nicht eingerechnet sind dabei Cholesterinsenker, Antithrombosemittel und Blutdrucksenker, die es noch einmal auf 250 Millionen Euro bringen. In Summe bleiben also rund 16 Prozent der gesamten Arzneimittelausgaben der Krankenkassen ohne nennenswertes Ergebnis.

Erhebungen in Deutschland zeigen ebenso, dass zwei Drittel der Menschen mit krankhaftem Bluthochdruck (Hypertonie) medikamentös nicht so therapiert werden, wie es nötig wäre. Laut Sachverständigenrat weisen lediglich etwa 20 Prozent der antihypertensiv (blutdrucksenkend) behandelten Patienten die therapeutisch erwünschten Blutdruckwerte auf.

Bei operativen Interventionen bei Herzerkrankungen decken sich in Deutschland regionale Erkrankungsraten und Leistungsdichte nicht. Oder anders gesagt: Es hängt davon ab, wo man gerade behandelt wird, ob man den Eingriff überlebt oder nicht. »Deutschland weist innerhalb Europas die höchsten Interventionsraten auf«, schreiben die Experten und kommen zu einem vernichtenden Ergebnis: »Angesichts der insgesamt eingesetzten Ressourcen ist der Rückgang der kardialen Mortalität in Deutschland im internationalen Vergleich eher gering.«

3. Gib mir Fieber

In Anbetracht all dieser Entwicklungen im Gesundheitswesen stellt sich die Frage, ob es nicht auch einfacher geht – und welche Möglichkeiten der Prävention sich bieten. In der Krebstherapie entdeckte die Forschung neue Substanzgruppen, sogenannte Checkpoint-Inhibitoren, die bei vielen Krebserkrankungen Durchbrüche versprechen.

Allerdings sind Checkpoint-Hemmer durch ihre hohen Kosten in die Kritik geraten. Bei der Einführung in Deutschland kostete eine Therapie mit »Ipilimumab« etwa 100.000 Euro,[21] und in Japan kostet die jährliche Behandlung mit »Nivolumab« über 140.000 US-Dollar.[22] Unklar ist auch noch, ob eine einmalige Therapie ausreicht oder ob die Checkpoint-Hemmer lebenslang eingenommen werden müssen. Dies würde die Kosten zusätzlich in die Höhe treiben. Trotzdem ist diese Forschung und Entwicklung zu begrüßen, da erstmals die Möglichkeit, Krebs durch das eigene Immunsystem zu bekämpfen, international in den Vordergrund gerückt ist; die Wissenschaft spricht inzwischen vom Fachgebiet der Immun-Onkologie.

Konkret zeigt sich hier der Einsatz von Fieber in der modernen Therapie: Das Immunsystem reagiert mit Fieber auf Infektionen. Damit es zu keinen überschießenden Reaktionen kommt und das Fieber nicht lebensbedrohlich wird, sitzen auf den Immunzellen regulatorische Moleküle, die sogenannten Checkpoint-Moleküle. Sie sorgen dafür, dass sich das Immunsystem nicht gegen den eigenen Körper richtet. Gleichzeitig werden dadurch aber auch Immunantworten begrenzt. Tumorzellen scheinen das auszunutzen und

---

[21] European Medicines Agency Validates the Marketing Authorization Application for Nivolumab in Non-Small Cell Lung Cancer, Pressemitteilung Bristol-Myers Squibb, September 2014

[22] Information der Arzneimittelkommission der deutschen Ärzteschaft, November 2011

imitieren solche Checkpoint-Moleküle. Die neuen Wirkstoffe wiederum heben die Begrenzung des Immunsystems auf, und dieses geht gegen die Tumorzellen vor. Als Folge treten allerdings teilweise starke Nebenwirkungen auf, weil es nun eben zu einer Überreaktion des Immunsystems kommen kann.[23]

Die neuen Therapien gehen zurück auf Ansätze, die rund 150 Jahre alt sind. Damals wurde versucht, Fieber künstlich zu erzeugen, um das Immunsystem anzuregen und Patienten zu helfen. In jedem Fall ist der Ansatz einer, der den ganzen Menschen ins Zentrum stellt und nicht zuletzt versucht, die Selbstheilungskräfte anzuregen.

3.1. Viel Lärm um nichts?

Im Hinblick auf die bisher geschilderten Entwicklungen um neue Therapien und den dennoch sich nicht bessernden Gesundheitszustand der Bevölkerung stellt sich die Gretchen-Frage des modernen Gesundheitswesens: Wozu der ganze Aufwand, wenn er fast nichts bringt? Könnte man das viele Geld nicht sinnvoller und gesundheitsfördernder einsetzen?

Tatsächlich haben wir auf die Fragen, was unser Gesundheitssystem wirklich leistet und wie gut die Qualität ist, keine befriedigenden Antworten. Wir geben jedes Jahr Milliarden Euro aus, ohne genau zu wissen wofür. Exakte Daten fehlen nach wie vor. Nicht zuletzt, weil die Akteure im Gesundheitswesen die Erhebung der Fakten bisher immer verhindert haben. Mit gutem Grund: Es hätte ja jemand fragen können, warum die Versicherten Jahr für Jahr mehr und mehr für Leistungen ausgeben, die im Großen und Ganzen fast nichts verbessern.

Die Deutschen und Österreicher sind Weltmeister im Tablettenschlucken, sie haben die teuersten und größten Krankenhäuser, aber gesünder werden sie nicht. Das gibt sogar die deutsche

---

[23] http://deutsch.medscape.com/artikel/4902717

Pharmaindustrie in einer Broschüre im Jahr 2013 indirekt zu, in der sie eine US-Studie aus dem Jahr 2005 zitiert. Demnach stieg die Lebenserwartung zwischen 1986 und dem Jahr 2000 um 1,96 Jahre. Der Anteil neuer Medikamente daran lag im Jahr 2000 bei 0,79 Jahren und damit bei 40 Prozent. Allerdings: Im Jahr 1988 lag der Anteil noch bei deutlich über 50 Prozent.[24]

Durchschnittlich 16 Mal im Jahr sitzt jeder Österreicher im Behandlungszimmer, in Deutschland sind es sogar 18 Mal – das ist Rekord unter den Industrieländern. Die Mehrheit dieser Begegnungen endet mit der Ausstellung eines Arzneirezepts. Weil es zunehmend zu unerwünschten Neben- und Wechselwirkungen kommt, versuchen die Krankenversicherungen gegenzusteuern. Über die Elektronische Gesundheitsakte (ELGA) sollen auch alle verordneten Medikamente in der sogenannten E-Medikation erfasst werden. Nicht zur Kontrolle der Mediziner, sondern damit ein behandelnder Arzt vom Computer vor möglichen Wechselwirkungen mit jenen Medikamenten gewarnt wird, die sein Patient vielleicht schon von einem anderen Arzt verschrieben bekommen hat.

3.2. Ganzheitliche Betrachtung hilft

Es gibt durchaus Alternativen – sowohl was die Prävention als auch die Therapie anlangt. Für beide gilt, dass es eine ganzheitliche Betrachtung braucht, – auch was die Ursachen von Krankheiten betrifft. Dabei kehrt die Gesundheitspolitik zu Ansätzen zurück, die in traditionellen Medizinsystemen wie der Traditionellen Chinesischen Medizin (TCM), Ayurveda, der Tibetischen Medizin, der Traditionellen Europäischen Medizin (TEM), aber auch der Anthroposophie zentrale Bestandteile sind: Der Erkenntnis, dass die Gesundheit des Menschen durch eine Vielzahl von individuellen, sozialen, sozioökonomischen und gesellschaftlichen Faktoren beeinflusst wird.

---

[24] Frank R. Lichtenberg: The Impact of New Drug Launches on Longevity, 2005

Dazu gehören neben Ernährung oder Bewegung auch der soziale Status und die soziale Teilnahme, Bildung, Umwelt, Einkommen und vieles mehr. Vor allem aber geistig-seelische Faktoren: Eine verwundete Seele lässt letztendlich auch den Körper erkranken. Der medizinische Zweig der Psychosomatik beweist dies eingehend seit Jahrzehnten.

Aufbauend auf dieser Erkenntnis wurde in einigen Ländern die Strategie »Health in All Policies« (HiAP, »Gesundheit in allen Politikfeldern«) entwickelt. Sie zielt auf eine gesundheitsfördernde Gesamtpolitik ab – durch die verstärkte Berücksichtigung des Themas Gesundheit in den verschiedensten Lebensbereichen (Soziales, Bildung, Verkehr, Bauvorhaben etc.), mit jeweils spezifischen Zielen und Prioritäten. Das Thema soll vor allem von anderen als den unmittelbar dafür zuständigen politischen Stellen aufgegriffen werden.

Mediziner, die eine entsprechende Betrachtung schon vor Jahrzehnten in Erinnerung riefen, wurden meist als Fantasten abgetan und belächelt. Einer davon war der Krebsspezialist Dr. Josef Maria Issels (1907–1998). Der deutsche Arzt und Forscher prägte einen Begriff von Ursache und Entstehung der Krebserkrankung, der seiner Zeit damit weit voraus war.

Der bis heute hartnäckig etablierten Lehrmeinung, dass die entarteten Krebszellen der primäre Fokus in der Krebsforschung zu sein haben, trat Issels mit einem für die damalige Zeit revolutionär erscheinenden Verständnis der Krebserkrankung entgegen. Für ihn war Krebs nur die letzte phänomenologische Konsequenz eines erkrankten Organismus, der Krebs selbst lediglich die Endstation einer krank machenden Zivilisation und Lebensführung.

Dementsprechend unterrichtete er auch Patienten und Kollegen über die grundlegende Bedeutung einer frischen, gesunden Ernährung, von Sport und Bewegung und geistig-seelischen Faktoren zur Gesunderhaltung und Wiedergesundung. Der Blick dieses erfahrenen Arztes richtete sich vornehmlich auf das Potenzial eines Menschen, durch Wiederherstellung einer inneren Ordnung eine schwere Erkrankung zu überwinden.

Die Naturwissenschaft – und mit ihr die Medizin – ist nach wie vor von einem mechanistischen Weltbild geprägt. Ausgehend von Descartes sowie den Gesetzen der Mechanik des Physikers Sir Isaac Newton (1642–1726), der gerade seine erste wissenschaftliche Arbeit publizierte, als Descartes' Hauptwerk veröffentlicht wurde (1662, zwölf Jahre nach seinem Tod; siehe Kapitel 2.1.).

Newton hat uns gepredigt, dass nur das wissenschaftlich anerkannt wird, was messbar ist. Und tatsächlich hat dieser Zugang unsere Wissenschaft, unsere Gesellschaft und nicht zuletzt unsere Medizin weit gebracht. Überall dort, wo die Mechanik in der Medizin Erfolg verspricht, ist die Medizin erfolgreich. Es reicht aber selten, den kranken Körperteil zu behandeln, ohne auch den gesamten Menschen zu betrachten, die Ursache für die Erkrankung zu suchen und zu beheben.

Was allerdings heute von Newtons Anhängern übersehen wird, ist, dass auch er einen ganzheitlichen Zugang suchte. Neben seinen physikalischen Arbeiten und dem Studium der Bibel verbrachte er viel Zeit mit der Suche nach dem Stein der Weisen und mit Alchemie. So hat er etwa für sich einen alchemistischen Index mit 100 Autoren, 150 Schriften und 5000 Seitenverweisen unter 900 Stichworten angelegt. Wissenschaftler vermuten dahinter die Suche nach einem zusammenhängenden Ganzen.

Der menschliche Organismus ist ein hochkomplexes System, ein wunderbares, in vielen Aspekten und Zusammenhängen noch nicht komplett erforschtes System – und ein biopsychosoziales Wesen. Doch schätzt die Medizin uns derart und behandelt sie uns so? Medizinkritiker und auch kritische Ärzte werfen dem System und vielen seiner Beschäftigten vor, abzustumpfen. Den Patienten aus dem Blick zu verlieren. Im internen Gespräch unter Kollegen wird der Patient nicht selten bei der Diagnose statt beim Namen genannt: »Der Magen auf Zimmer 4« ist nicht zufällig der Titel eines entsprechend kritischen Buches des Ganzheitsmediziners Sieghard Wilhelmer.

Newton war nicht nur Naturforscher, sondern auch Verwaltungsbeamter, der vor 300 Jahren lebte. Noch immer arbeitet die medizinische Wissenschaft nach dem Konzept dieses Mannes, anstatt sich dessen Suche nach einem ganzheitlichen Zusammenhang zu widmen. »Magengeschwüre können von übermäßigem Kaffeegenuss kommen oder von dauernder Kränkung«, schreibt Wilhelmer.[25] Für einen naturwissenschaftlichen Mediziner ist das egal – er will das Problem beheben, und dafür gibt es klare Richtlinien, getestete Medikamente und nicht zuletzt auch Honorare. Wird aber das Problem an der Wurzel gepackt? Wird die URSACHE gesucht, um Lösungen zu finden, wie eine Wiedererkrankung verhindert werden kann?

Wollen wir die Ursachen von Erkrankungen breiter betrachten, so müssen wir auch in der Prävention und Therapie den Menschen ganzheitlich betrachten. Sozusagen wie vor einem Kunstobjekt einen Schritt nach hinten machen, um das Gesamtbild zu verstehen und wirken zu lassen. Kaum jemand wird ein Bild betrachten und dabei die chemische Zusammensetzung der Farben analysieren.

Das Medizinsystem arbeitet primär an der Behebung von Problemen – wie eine Kfz-Werkstatt: Funktioniert die Bremse nicht, wird sie getauscht, ebenso die Kupplung. Ob der Fahrer vielleicht kein besonders guter ist oder nicht gerade sorgsam mit Bremse und Kupplung umgeht, interessiert den Mechaniker selten. Im Gegenteil: Lässt der Fahrer gern die Kupplung schleifen, kommt er bald wieder. Das interessiert den Mechaniker wiederum sehr wohl – denn es ist gut fürs Geschäft. Er käme also wohl nie auf die Idee, seinem Kunden Tipps zu geben, wie er die Kupplung schonen könnte.

Auch das Gesundheitswesen ist ein mechanistisches System und löst die Probleme deshalb technisch: Wir leben im Zeitalter einer teuren Apparatemedizin. Alles wird per Technik getestet, im Labor analysiert. Die US-amerikanische IT-Firma Qualcomm hat sogar einen Wettbewerb ausgerufen und ein Preisgeld in der Höhe von zehn Millionen Dollar für jenen Techniker in Aussicht gestellt, der als Erster einen funktionierenden Tricorder entwickelt. Was das ist,

---

[25] Dr. Sieghard Wilhelmer: Der Magen auf Zimmer 4, Seite 25

wissen Freunde der Science-Fiction-Serie *Star Trek* (im deutsch-sprachigen Raum besser bekannt unter dem Titel *Raumschiff Enter-prise*): Der Serienarzt – interessanterweise trägt er den Namen »Pille« – besitzt ein kleines Gerät, nicht viel größer als ein heutiges Mobiltelefon, mit dem er einen Patienten komplett analysieren kann. Das Gerät liefert eine detaillierte Diagnose. Ein derartiges Gerät will die IT-Firma also entwickelt sehen, sie ortet dadurch einen Quantensprung in der Medizin.[26]

3.3. Wirklich personalisierte Medizin

Die Pharmaindustrie stößt mit dem mechanistischen Konzept aber immer mehr an Grenzen. Obwohl Computer eingesetzt werden, um aus Millionen von Molekülen die richtigen für eine spezielle Erkrankung zu finden, und obwohl die Entwicklung einer Arznei mehr als eine Milliarde Euro kostet und bis zu zehn Jahre dauert, werden immer weniger neue und wirklich innovative Medikamente auf den Markt gebracht.

Die scheinbare Lösung, die das System wählt, ist deshalb ganz in der Tradition der Naturwissenschaft: noch genauer hinzusehen, tiefer zu blicken und die Gene zu analysieren. Sie sind die kleinsten Bausteine und tragen gleichzeitig die Information, wie unsere Zellen und unser Körper arbeiten. Stimmt also etwas nicht, stimmt in den Genen etwas nicht, und dann muss man sie eben reparieren. Ähnlich wie bei der Kupplung des Automobils ...

Die Vision der Industrie heißt: personalisierte Medizin. Wer allerdings glaubt, dass damit ein Paradigmenwechsel angedacht ist, hin zu einer ganzheitlichen Betrachtung des Patienten, irrt gewaltig. Das Ziel ist, nur anhand der Gene eines Patienten genauer zu ergründen, welche Arzneien er braucht. Die Entwicklung ist also die Folge des Scheiterns der bisherigen Konzepte: Komme ich mit

---

[26] http://www.qualcommtricorderxprize.org/

dem Kopf nicht durch die Wand, liegt das vielleicht daran, dass ich nicht fest genug dagegen anrenne. Die Industrie entwickelte ein Medikament und setzte es für alle Menschen mit dem gleichen Beschwerdebild ein. Das Problem dabei: Die Menschen sind vielleicht chemisch gleich zusammengesetzt, aber dennoch lange nicht gleich.

Ein solches Hauptproblem, das massive Auswirkungen auf die Wirksamkeit von Medikamenten hat, ist beispielsweise ein einziges Chromosom in den Genen. Jenes, das dafür verantwortlich ist, ob wir Männer oder Frauen sind. Die beiden Geschlechter reagieren nämlich ganz unterschiedlich auf Medikamente. Wer allerdings nicht das Bild als Gesamtes, sondern nur die Farbpunkte anschaut, erkennt in vielen Fällen nicht einmal diesen Unterschied ...

Erster Schritt der »personalisierten Medizin« ist also zu unterscheiden, ob der Patient männlich oder weiblich, ein Kind oder ein Greis ist. Der Verwaltungsbeamte Isaac Newton lässt grüßen. Das Konzept der Industrie hat ein vorrangiges Ziel: Medikamente zu entwickeln, deren Erfindung man sich patentieren lassen kann. Ein Patent garantiert nämlich, dass man damit viel verdienen kann und keinen Konkurrenten fürchten muss.

Weil die Schaffung neuer Medikamente so langwierig und teuer ist, wurde der Industrie zuerkannt, dass es für Wirkstoffe einen zwanzigjährigen Patentschutz gibt. Für die Unternehmen ist dies praktisch und vorteilhaft, für die Gesundheitssysteme allerdings nicht. Man hat es bei jedem Medikament – zumindest am Anfang – mit einem Monopolisten zu tun. Und der bestimmt den Preis. Zu welchen Problemen das führen kann, wurde bereits am Beispiel Hepatitis C geschildert (siehe Kapitel 2.2.).

3.4. Selbstheilungskräfte unterstützen

Bei all dieser Fokussierung auf Krankheiten und deren Symptome wird nicht nur der Mensch als Ganzes außer Acht gelassen. Auch das Verständnis für die Eigenregulierungsmechanismen des Körpers ist verloren gegangen. Die meisten Leiden kann der Körper ganz allein bezwingen, er regeneriert und repariert sich ein Leben lang selbst. Gesundheit ist nichts Statisches, sondern wird sprichwörtlich täglich von uns allen neu erworben – beste Beispiele sind erholsamer Schlaf, Sport oder Ernährung. Während unter Hausärzten in vielen Ländern, etwa den Niederlanden, heute bereits wieder das Motto gilt, im Zweifel abzuwarten, tun sich deutsche und österreichische Ärzte damit schwer.

»Hierzulande behandeln Ärzte tendenziell sehr früh und nicht selten unnötigerweise«, sagt Ferdinand Gerlach, Präsident der Deutschen Gesellschaft für Allgemeinmedizin und Familienmedizin, in einem Interview mit der deutschen Wochenzeitung *Die Zeit*.[27] Dabei belegen Studien, dass das frühe Eingreifen des Arztes sogar schädlich sein kann. Die amerikanischen Medizinerinnen Deborah Grady und Rita Redberg plädieren im Fachmagazin *Archives of Internal Medicine*[28] für weniger medizinische Versorgung, weil es dann zu einer besseren Genesung komme. In diesem Zusammenhang wird auch gern übersehen, dass der Arzt selbst eine wichtige »Medizin« sein kann und über den oft kritisierten Placeboeffekt den Heilungsprozess unterstützen kann.

Schon die alten Griechen predigten gegenüber Medizinern in den ersten »Epidemienbüchern« des Corpus Hippocraticum (antike Sammlung medizinischer Texte) den Satz: »Die Regeln zur Lebensweise werde ich zum Nutzen der Kranken einsetzen, nach Kräften und gemäß meinem Urteilsvermögen; vor Schaden und Unrecht werde ich sie bewahren.« Die Römer brachten es mit dem

---

[27] http://www.zeit.de/zeit-wissen/2012/04/Koerper-Selbstheilung

[28] http://archinte.jamanetwork.com/article.aspx?articleid=415863

Satz »Primum nil nocere« (zuerst nicht schaden) auf den Punkt. Paracelsus fügte dem allem im Mittelalter eine weitere Komponente ärztlichen Handelns hinzu, indem er sagte: »Der höchste Grund der Arznei sei aber die Liebe.«

Das wohl deutlichste Beispiel, wie sich genau diese Forderungen ins Gegenteil verkehren und die Selbstregulierungsmechanismen des Körpers nicht genutzt, sondern sogar bekämpft werden, ist Fieber. Hier hat sich ein so gut wie unausrottbares Vorurteil im Denken der Medizin festgesetzt: Hohes Fieber sei, zumal mit anfänglichem Schüttelfrost, ein schwerwiegendes und gefahrvolles Krankheitszeichen. Das Phänomen Fieber wird so fälschlicherweise mit der das Fieber auslösenden Krankheit gleichgesetzt.

Anstatt dem Körper die Chance zu geben, sich selbst zu helfen und zu heilen, greifen viele Menschen zu fiebersenkenden Medikamenten. Nicht wenige schleppen sich, vor allem im Fall von Erkältungen, auch noch in die Arbeit. Damit tut sich niemand einen Gefallen: Wird die Immunantwort des Körpers mit fiebersenkenden Arzneimitteln gehemmt, braucht dieser länger, um die Erreger unschädlich zu machen. Der führende Infektiologe der Medizinischen Universität Wien, Professor Wolfgang Graninger, betont, dass Fiebersenkung die Morbidität und Mortalität erhöhe, das heißt: verlängerte Krankheitsdauer und erhöhtes Sterberisiko.

In den meisten Fällen ist Fieber eine Reaktion auf Viren oder Bakterien. Doch manchmal finden selbst wir Ärzte zunächst keine Ursache. Dann ist es besonders wichtig, nicht gleich beim ersten Anzeichen Fieberschübe zu unterdrücken, denn hinter wiederkehrenden Fieberschüben können auch schwere Erkrankungen stecken, denen es auf den Grund zu gehen gilt.

Doch obwohl landauf, landab Experten und Gesundheitsmagazine genau das empfehlen und vor dem Einsatz fiebersenkender Mittel warnen, sprechen die Zahlen eine andere Sprache: Fiebersenkende Medikamente – sogenannte Antipyretika – sind oft Bestandteil anderer Medikamente, und zwar von Schmerzmitteln (Analgetika). Davon wurden etwa im Jahr 2013 in Deutschland 623 Millionen Tagesdosen verabreicht – im Wert von 1,3 Milliarden

Euro.[29] Wie viele Antipyretika insgesamt verkauft wurden, erhebt der Arnzeimittelatlas der deutschen Krankenversicherungen nicht. Vor allem deshalb, weil viele Mittel rezeptfrei zu kaufen sind. Nicht zuletzt, weil auch nichtsteroidale Antirheumatika, wie Arylpropionsäurederivate (Ibuprofen) und Acetylsalicylsäurederivate wie Aspirin, fiebersenkend wirken. Kurzum: In den meisten Fällen, wenn Fieber auftritt, wird versucht, dies möglichst rasch wieder zu unterdrücken.

3.5. Eine kleine Fieberkunde

Fieber ist ein Zeichen der Gesundungskraft des Organismus. Unablässig durchkämmen Milliarden von Abwehrzellen unseren Körper und vernichten gefährliche Bakterien, Viren, Parasiten und Tumorzellen. Das Immunsystem schützt uns damit, ohne dass wir das besonders wahrnehmen.

Werden bei einer Infektion die Erreger zu zahlreich und aggressiv, hat das Immunsystem mit Fieber eine mächtige Waffe in der Hand. Fieber ist also in der Regel nicht als lästiges Krankheitssymptom zu sehen, das es am besten zu bekämpfen oder unterdrücken gilt, sondern als zeitlich befristetes physiologisches, insbesondere immunologisches Sonderprogramm, das die Natur für außergewöhnliche akute Herausforderungen, wie Infektionen, entwickelt hat. Kurz gesagt: Fieber dient der Abwehr und dem Heilvorgang bei Infektionen.

Für Abwehr- und Heilvorgänge erhöht der menschliche Körper automatisch die Körperkerntemperatur vorübergehend um bis zu vier Grad Celsius. Das Fieber mobilisiert die Abwehrkräfte, steigert die Versorgung der Zellen mit Sauerstoff und Nährstoffen, verbessert den Abtransport von Abbauprodukten des Stoffwechsels und abgelagerten Giftstoffen. Auf diese Weise wird oft nach kurzer Zeit

---

[29] IGES Institut, GKV: Arzneimittelatlas 2015, S. 288

die Infektion überwunden. Hält das Fieber zu lange an oder steigt es zu hoch, ist es sinnvoll, kurzfristig fiebersenkende Mittel einzusetzen. Zunächst sollte aber die heilende Kraft des Fiebers wirken können, und man sollte diese wirken lassen.

Physiologisch ist Fieber ein komplexer Vorgang des Körpers, der zeigt, dass das Immunsystem arbeitet. Fieberauslösende Stoffe, sogenannte Pyrogene, verursachen eine Erhöhung der Körpertemperatur. Sie werden entweder direkt von Krankheitserregern produziert oder von Körperzellen selbst ausgeschüttet. Die Temperaturerhöhung bewirkt, dass der Körper seine Abwehrkräfte mobilisiert, um so die eingedrungenen Krankheitserreger effektiv zu entfernen. Hohes Fieber (über 39,1 Grad Celsius) bedeutet für den Organismus aber auch eine große Belastung.

Die Erhöhung der Körperkerntemperatur über den normalen Wert – als biologische Antwort auf eine Infektion und/oder Entzündung – ist nicht nur beim Menschen bekannt, sondern hat sich schon früh in der Evolution entwickelt. Selbst Kaltblüter bewegen sich bei Infektionen instinktiv in eine wärmere Umgebung. Studien konnten zeigen, dass bei Eidechsen[30] und Goldfischen[31] nach einer experimentellen Infektion eine erhöhte Körpertemperatur entscheidend für das Überleben ist. Wurde in diesen Studien das Fieber unterdrückt, verkürzte sich das Überleben drastisch. Auch bei Warmblütern, bei denen die Erhöhung der Körpertemperatur hauptsächlich metabolisch (im Stoffwechselprozess entstanden) erzeugt wird, konnte dieser Zusammenhang nachgewiesen werden.[32]

Die Körpertemperatur wird zentral im Hypothalamus im Gehirn gesteuert – ein wichtiger Bereich des vegetativen Nervensystems, das biologisch festgelegte und automatisch ablaufende innerkörperliche Vorgänge anpasst und reguliert. Vorgänge also, die der Mensch willentlich nicht direkt beeinflussen kann. Durch einen bestimmten Stoff, das Gewebshormon Prostaglandin E2, ändert

---

[30] Kluger et al., 1975

[31] Covert et al., 1977

[32] Esposito et al., 1984; Jiang et al., 2000

sich der Temperatur-Sollwert im Hypothalamus, und es kommt zu Veränderungen im Körper, die die Temperatur erhöhen; dies ist der bekannte Schüttelfrost. Ist der Sollwert erreicht, bleibt sie so lange erhöht, bis die Fieberursache ausreichend bekämpft wurde. Danach kommt es zu einem Abfall der Prostaglandin-E2-Menge im Blut, und die Körpertemperatur beginnt wieder zu sinken.

Die Entwicklung von Fieber ist sehr unterschiedlich und hängt von der Fieberursache und dem Immunsystem des Erkrankten ab. Fieber kann einige Stunden, einige Tage, Monate oder noch länger anhalten. Infektiöses Fieber dauert meist nur einige Tage bis Wochen. Fieber, das durch andere Ursachen hervorgerufen wird, tritt oft chronisch auf oder entflammt immer wieder aufs Neue.

Zu Beginn des Fiebers versucht der Körper, die Temperatur zu erhöhen. Die Blutgefäße verengen sich, was dazu führt, dass über die Haut weniger Wärme abgegeben werden kann. Arme und Beine werden dadurch kälter. Die Muskeln können zu zittern beginnen, wodurch noch mehr Wärme produziert wird, es kommt zu Schüttelfrost. In dieser Phase des Fiebers empfindet man die Umgebung viel kälter als sonst.

Ist das Fieber sehr hoch und arbeitet das Immunsystem auf vollen Touren, steigt das Schlafbedürfnis und der Appetit lässt nach. Auch Muskel- und Gliederschmerzen sind häufige Begleiter von Fieber. Bei einigen Menschen kann es bei hohem Fieber sowohl zu Benommenheit und Halluzinationen als auch zu Fieberkrämpfen kommen. Hat er die Ursache des Fiebers erfolgreich bekämpft, versucht der Körper, die Temperatur wieder zu senken, indem er durch Schwitzen und erweiterte Gefäße vermehrt Wärme abgibt.

3.6. Fieber im Alltag

Ab wann fiebert man?
Unter der Achsel gemessen, wird die Körpertemperatur folgendermaßen eingeteilt:
- Normale Temperatur: 36,9 bis 37,4 Grad Celsius
- Subfebrile Temperatur: 37,5 bis 38 Grad Celsius
- Leichtes Fieber: 38,1 bis 38,5 Grad Celsius
- Mäßiges Fieber: 38,6 bis 39,0 Grad Celsius
- Hohes Fieber: 39,1 bis 39,9 Grad Celsius
- Sehr hohes Fieber: über 40,0 Grad Celsius

Wenn man die Temperatur im Ohr, auf der Hautoberfläche (Stirn), im Mund oder im After misst, gelten zumeist andere Richtwerte. Der Unterschied beträgt in der Regel 0,3 bis 1,0 Grad Celsius; für genaue Angaben lesen Sie am besten die Packungsbeilage des jeweiligen Messgeräts durch.

Fieber bei Kindern
Kinder leiden häufiger an Fieber als Erwachsene und fiebern typischerweise auch viel höher. Das liegt daran, dass bei Kindern die Temperaturzentrale noch nicht vollständig entwickelt und stabil ist. Zudem muss das Abwehrsystem von Kindern erst lernen, sich gegen verschiedene Krankheitserreger zur Wehr zu setzen. Schon bei einem kleineren gesundheitlichen Ungleichgewicht erhöht sich daher die Körpertemperatur. Zudem liegt die normale Körpertemperatur aufgrund der hohen Stoffwechselaktivität in den ersten Lebensjahren bei bis zu 38,5 Grad Celsius und damit höher als bei Erwachsenen.

Hohes Fieber bei Kleinkindern ist deshalb oft noch kein Zeichen einer gefährlichen Erkrankung. Was Eltern oft verunsichert, ist, dass Kleinkinder viel stärker unter Flüssigkeitsverlust durch das Schwitzen leiden und häufiger Fieberkrämpfe auftreten als bei Erwachsenen. Solche Krämpfe können vor allem im Säuglings- und Kleinkindalter schon ab einer Körpertemperatur von 39 Grad Celsius vorkommen. Sie dauern in der Regel ein bis drei Minuten. Leiden Kinder unter Fieberkrämpfen, sollten sie in jedem Fall vom Kinderarzt untersucht werden. Krampft das Kind zehn Minuten oder länger, sollte der Notarzt gerufen werden, um danach auch die Ursache abklären zu können.

Fieber über 40 Grad Celsius können Kleinkinder nur für höchstens zwei Tage ertragen. Auch dann ist eine ärztliche Kontrolle und Ursachensuche wichtig. Medizinisch und wissenschaftlich gibt es keine eindeutigen Empfehlungen, ab welchem Fiebertag Eltern mit ihrem Kind einen Arzt aufsuchen sollten oder ab welcher Temperatur der Fieberzustand als besorgniserregend einzustufen ist. Beides ist abhängig vom Allgemeinzustand des Kindes und von der Erfahrung der Eltern.

Im Allgemeinen ist Fieber bei Kindern ein sehr unspezifisches Symptom, es kann durch viele Faktoren ausgelöst werden. Die Abklärung der Ursache ist also durchaus wichtig. Allerdings sollte Fieber bei Kindern auch nicht sofort mit fiebersenkenden Mitteln unterdrückt werden. Die häufigsten Ursachen sind virale oder bakterielle Infektionen, insbesondere Infektionen der oberen Atemwege oder eine Mittelohrentzündung. Bei Säuglingen unter drei Monaten sollte in jedem Fall der Arzt aufgesucht werden, sobald Fieber auftritt.

Weiters sollten Sie unbedingt einen Arzt rufen, wenn:
• sich Ihr Kind merkwürdig benimmt – etwa ausgesprochen teilnahmslos ist oder nichts mehr trinkt, ständig weint oder dauernd schläft und nur schwer aufzuwecken ist
• Fieberkrämpfe auftreten (das Kind zuckt, die Augen verdreht, bewusstlos wird)
• hohes Fieber länger als zwei Tage andauert oder Beschwerden wie Halsschmerzen sich nicht bessern
• mehrere Krankheitszeichen auftreten, die auf eine ernsthafte Erkrankung hinweisen, wie etwa Kopfschmerzen, steifer Nacken, Einblutungen in die Haut, starkes Erbrechen, Bewusstseinstrübung, harte Bauchdecke
• Ihr Kind länger als einen halben Tag nichts trinken will

- Zeichen von Flüssigkeitsmangel auftreten, wie trockene Schleimhäute, eingefallene Augen, bei Säuglingen ständig trockene Windeln oder eingesunkene Fontanelle
- sich bei Ihrem Kind ein Hautausschlag zeigt
- das Kind starke Bauchschmerzen hat oder wiederholt erbricht oder Durchfall hat
- das Kind schwer oder sehr schnell atmet oder ohne Unterbrechung hustet
- das Kind viel häufiger Wasser lässt als sonst oder Schmerzen beim Wasserlassen hat
- Krankheitsanzeichen nach kurz zurückliegenden Operationen auftreten.

Was tun bei Fieberkrämpfen?

In seltenen Fällen kann es bei hohem Fieber zu Krampfanfällen kommen. Sie gehen einher mit einem kurzen Verlust des Bewusstseins und Muskelzuckungen. Eltern sind bei einem Fieberkrampf, besonders wenn es sich um den ersten handelt, meist sehr erschrocken und haben Angst um das Leben ihres Kindes, da ein Fieberkrampf sehr dramatisch aussehen kann. Erfreulicherweise laufen die Krämpfe in den meisten Fällen aber unkompliziert und unproblematisch ab, vor allem wenn der Krampf nicht länger als zehn bis 15 Minuten dauert. Ein Arzt sollte in jedem Fall aufgesucht werden. Stets sollte man ruhig und überlegt handeln. Die Empfehlung: Bleiben Sie bei Ihrem Kind, beruhigen Sie es und drehen Sie es auf die Seite, falls es erbricht. Das vom Krampf geschüttelte Kind darf nicht festgehalten werden. Bis zum Eintreffen des Kinder- oder Notarztes muss die Atmung regelmäßig kontrolliert werden.

Fieberkrämpfe treten bei rasch ansteigender Temperatur auf, am ehesten, wenn die Körpertemperatur 39 Grad Celsius überschreitet. Typischerweise sind alle Körperteile betroffen, manchmal aber auch nur einzelne Gliedmaßen. Wichtig ist, dass die Dauer nicht länger als zehn Minuten beträgt. Bei längerer Dauer ist ein realer Hintergrund wie eine Infektion oder Vergiftung als Ursache häufig und sollte sorgfältig abgeklärt werden. Meist sind Fieberkrämpfe beim

Eintreffen im Spital oder beim Arzt wieder vorbei. Der Arzt muss aber in jedem Fall sicherstellen, dass etwa eine Meningitis (Gehirnhautentzündung) auszuschließen ist.

Rund 50 Prozent aller Kinder mit Fieberkrämpfen bekommen in der Folge weitere, die selten auch gehäuft auftreten können. Die Hauptsorge ist meist, dass sich eine Epilepsie entwickeln könnte. Dieses Risiko ist in diesen Fällen erhöht: bei Kindern mit Krämpfen vor dem neunten Lebensmonat, bei einer deutlichen Epilepsie-Erkrankung in der engeren Familie, bei Krämpfen, die länger als 15 Minuten dauern, und vor allem bei einer bereits vor dem Krampf auffälligen Entwicklung (geistig, körperlich). Ohne diese Risikofaktoren liegt die Häufigkeit einer Epilepsie nach Fieberkrämpfen bei nur einem Prozent.

Die häufigsten Infektionen, die Fieber auslösen können, betreffen die Atemwege, den Magen-Darm-Trakt, die Harnwege und die Haut. Infektionen der Atemwege und des Verdauungstrakts beginnen meist viral, können aber später in bakteriell verursachte Erkrankungen übergehen. Tritt Fieber während oder nach einer Reise auf, muss an Krankheitserreger, die in der bereisten Region häufig vorkommen, gedacht werden, wie beispielsweise Malaria, Virushepatitis oder Typhus.

Meist tritt Fieber nicht alleine auf. Symptome, die gleichzeitig mit Fieber auftreten, können Hinweise darauf geben, wodurch das Fieber ausgelöst wird. So können Halsschmerzen auf eine Halsinfektion, Husten auf eine Infektion der Atemwege oder Bauchschmerzen auf eine Erkrankung der Bauchorgane hinweisen.

Generell ist es wichtig zu unterschieden, ob Fieber einmal oder häufig auftritt. Auch andere Erkrankungen des Betroffenen, wie eine Schilddrüsenüberfunktion, können einen Hinweis liefern, wie das Fieber entstanden ist. Immer ist es angeraten, den behandelnden Arzt über früher aufgetretene oder chronische Erkrankungen zu informieren. Auch Angaben über die Einnahme von Medikamenten oder kürzlich verabreichte Impfungen sind bei der Ursachensuche hilfreich.

Tritt länger andauerndes Fieber gleichzeitig mit Nachtschweiß und Gewichtsverlust auf, kann es sich um erschöpfende Erkrankungen wie Tuberkulose oder Krebserkrankungen handeln. Aber auch eine Milchunverträglichkeit mit einer sogenannten primären oder sekundären Laktoseintoleranz kann bei Kindern zu rezidivierenden (wiederkehrenden) Fieberschüben führen. Falls keine andere Ursache gefunden wird, kann bei diesen Kindern versuchsweise laktosefreie Milch oder der Verzicht auf Milch Klärung schaffen.

Das richtige Messen von Fieber

Rektale Temperaturmessung

Am zuverlässigsten misst ein Thermometer die Temperatur im Darmausgang. Vor allem bei Kindern unter drei Jahren sollte diese Methode gewählt werden. Dafür können sowohl Ausdehnungsthermometer (Quecksilber wurde mittlerweile verboten) als auch digitale Thermometer verwendet werden. Sie können Ihr Kind während der Messung auf den Rücken legen oder in Seitenlage mit abgewinkelten Beinen. Das Thermometer sollte etwa einen Zentimeter eingeführt werden. Um Verletzungen zu vermeiden, sollten Sie die Spitze des Thermometers einfetten (etwa mit Vaseline).

Orale Messung

Diese Methode setzt bei Kindern ein gutes Mitmachen voraus und sollte daher erst ab dem Schulalter durchgeführt werden. Bei kleineren Kindern besteht die Gefahr, dass sie auf das Thermometer beißen und sich dadurch verletzen können. Das Kind sollte zehn Minuten vor der Messung nichts Warmes essen oder trinken, da sonst das Ergebnis verfälscht werden kann. Die Thermometerspitze wird unter die Zunge gelegt. Während der Messung sollte durch die Nase geatmet werden, die Lippen müssen dabei fest geschlossen sein. Die Messergebnisse liegen etwa 0,5 Grad unter den im After gemessenen Werten.

Axilläre Messung
Die Messung in den Achselhöhlen kann ebenfalls ab dem Schulalter durchgeführt werden; kleinere Kinder liegen oder sitzen meistens nicht lange genug still, um einen genauen Messwert zu erhalten. Mit dieser Methode werden insgesamt häufiger ungenaue Werte gemessen, die um gut einen Grad niedriger sein können als Vergleichswerte bei Messungen im After oder Mund. Das Thermometer sollte gut in die Achselhöhle gelegt werden und der Oberarm dabei eng am Körper anliegen.

Infrarotmessung im Ohr
Am Ohr – genauer gesagt am Trommelfell – lässt sich über einen Infrarotsensor die Körpertemperatur gut feststellen. Dazu zieht man das Ohr ein wenig nach oben und hinten und hält das Infrarotthermometer vorsichtig in den Gehörgang. Die Messung mit einem Ohrthermometer dauert nur wenige Sekunden und ist deshalb angenehmer als andere Messmethoden. Die Ergebnisse liegen etwa 0,5 Grad unter den im After gemessenen Werten. Wichtig ist, die Vorgaben des Herstellers genau zu beachten, da bei einer nicht korrekten Messung die Werte ziemlich schwanken können. Empfohlen wird, die Temperatur in beiden Ohren zu messen und den Mittelwert zu errechnen.

Neuartige Methoden, um Fieber zu messen
Neuartige Messmethoden, wie das Stirn- oder Schläfenthermometer, sind sehr angenehm für die Betroffenen. Bei Auflegen des Thermometers an die Stirn oder Schläfe wird innerhalb weniger Sekunden mittels Infrarotsensor die Temperatur gemessen. Da es zu dieser Messmethode aber widersprüchliche Erfahrungswerte gibt, eignet sie sich nicht optimal für die genaue Temperaturkontrolle bei Kindern.

3.7. Alternative Mittel bei Fieber

Viele Ärzte empfehlen, Fieber nicht zu früh zu senken. Zusätzlich sollte man sich schonen, da der Kreislauf durch die hohe Temperatur und die Fieberursache belastet wird. Um den durch das Schwitzen entstandenen Flüssigkeitsverlust auszugleichen, muss ausreichend getrunken werden. Allgemein sollten Kleidung und Decken so gewählt werden, dass dem Betroffenen nicht kalt ist, es aber auch nicht zu einem Hitzestau kommt.

Nasse Wadenwickel, eventuell Essigwickel, oder handwarme Waschungen werden in der Volksmedizin zur Senkung des Fiebers eingesetzt. Heilpflanzen wie Sonnenhut, Birken- und Melissenblatt, Holunder- und Lindenblüten werden in der Traditionellen Europäischen Medizin (TEM) zur Stärkung des Immunsystems beziehungsweise zur vermehrten Bildung von Schweiß zur Fiebersenkung eingesetzt.

Wickel

Das bekannteste Fiebermittel ist der Bein- und Wadenwickel. Dazu werden zwei Handtücher mit lauwarmem Wasser befeuchtet und um den Unterschenkel geschlungen. Darüber wird ein trockenes Tuch gewickelt. Solche Wickel kann man gut eine Stunde belassen und beliebig wiederholen. Normalerweise sinkt die Temperatur bereits nach 20 Minuten um einen halben Grad. Wenn Füße und Unterschenkel trotz erhöhter Körpertemperatur kalt sind, bleiben Wickel wirkungslos. Im Anfangsstadium des Fiebers kann auch schon ein Fußbad helfen: Man beginnt mit körperwarmem Wasser und bringt es allmählich durch Hinzugießen von wärmerem Wasser auf 39 Grad Celsius.

Heißer Tee

Zusätzlich zum Wadenwickel kann auch Fiebertee eingesetzt werden. Dafür gibt es eine Menge Rezepte für Tees, die das Schwitzen fördern. Nach dem Trinken eines solchen Tees sollte man auf jeden Fall zu Bett gehen. Die beste Tageszeit für eine Schwitzkur ist der späte Nachmittag. Zu dieser Zeit ist die Schweißproduktion stärker als sonst. Lassen Sie 30 g Lindenblüten, 30 g Holunderblüten und 20 g Hagebuttenschalen in Ihrer Apotheke mischen. Gießen Sie einen Teelöffel davon mit heißem Wasser in einer Tasse auf, lassen Sie den Tee fünf bis zehn Minuten zugedeckt ziehen und gießen Sie ihn dann ab. Alternativ gibt es auch entsprechende fixfertige Beuteltees.

Essigstrumpf nach Kneipp

Ein von Pfarrer Sebastian Kneipp (1821–1897) empfohlenes Hausmittel ist der Essigstrumpf. Für die Tinktur mischt man vier Teile Wasser und einen Teil Apfelessig. Darin wird ein Paar Baumwollkniestrümpfe eingetaucht, ausgewrungen und dann angezogen. Umhüllt mit diesen feuchten Strümpfen, sollten die Beine nun noch in eine Wolldecke eingewickelt werden. Nach 45 bis 60 Minuten können die Strümpfe wieder ausgezogen werden. Diese Prozedur kann bis zu dreimal täglich wiederholt werden. Der Essigstrumpf soll die Durchblutung anregen und den Schlaf fördern. Das unterstützt das Immunsystem und sorgt gleichzeitig für die nötige Erholung.

Priessnitz-Halswickel

Ein weiches Innentuch (etwa Babywindel aus Stoff) mit kaltem Wasser tränken, auswinden und vollständig um den Hals wickeln. Darüber ein Wolltuch legen, welches das Innentuch ganz überdeckt. Ist das Innentuch warm geworden, kann man die Prozedur wiederholen. Der Priessnitz-Wickel ist fiebersenkend, regt die Durchblutung optimal an und fördert den Schlaf.

Homöopathie

Belladonna ist das bekannteste und in den meisten Fällen auch angezeigte homöopathische Mittel. Es kann in einer Potenz von C6 bis C30 während einer fieberhaften Infektion mehrfach gegeben werden. Am besten gibt man Kindern fünf Globuli in den Mund. Die Gabe kann nach einigen Stunden und auch an den folgenden Tagen wiederholt werden, solange die Kinder fiebern.

4. Wärme schützt und heilt

Der Einsatz von Wärme in der Medizin ist nicht neu, sondern beinahe so alt wie die Menschheitsgeschichte. Wärme und die Reaktion des Körpers können vielfältig genutzt werden – sowohl therapeutisch als auch gesundheitsfördernd. Das Immunsystem kann dabei in seiner Funktionstüchtigkeit mit einem Muskel verglichen werden. Anstatt Fieber zu bekämpfen und das Immunsystem damit zu schwächen, empfehle ich, es zu fordern und zu trainieren, damit es leistungsfähig bleibt. Unterdrückt man aber Fieber zu schnell mit entsprechenden Medikamenten, degeneriert langfristig die Fähigkeit zu fiebern. Das Immunsystem kommt aus dem Gleichgewicht und verliert an Leistung. Ganz ähnlich wie bei Menschen, die an Muskelmasse verlieren, wenn sie zu lange bettlägerig sind.

Das folgende Kapitel zeigt einen historischen Abriss der Wärmetherapie und, wenn man so will, auch die Entstehungsgeschichte der Immuntherapie und Hyperthermie.

4.1. Altes Wissen

Die Bedeutung der Wärmeregulation des Körpers ist für jeden von uns nachvollziehbar – jedem war schon einmal zu heiß oder zu kalt. Dass der Wärmehaushalt im Zusammenspiel mit dem Immunsystem von entscheidender Bedeutung für die Gesundheit ist, wird vor allem dann fühlbar, wenn man krank ist. Der Körper beantwortet etwa die Ausbreitung von Bakterien und anderen Krankheitserregern mit einer starken Immunreaktion – mit Fieber. Durch den Anstieg der Körpertemperatur werden über die vermehrte Bildung von speziellen Botenstoffen des Immunsystems (Zytokine) die Zellen des Immunsystems aktiviert, treten aus den geweiteten Blutgefäßen in den interzellulären Raum aus und bekämpfen die Infektion.

Dieses Wissen ist im Grunde nicht neu. Schon immer haben Menschen versucht, mit Wärme Krankheiten zu bekämpfen oder diesen vorzubeugen. Und sie haben dafür sogar ganz spezielle Methoden und Rituale entwickelt. Wärme ist also ein traditionelles und uraltes, natürliches Heilmittel. Es wird auch heute nach wie vor in verschiedensten Bereichen erfolgreich in diesem Sinne eingesetzt. Etwa wenn man an Thermalbäder denkt, die sich nicht nur über Jahrhunderte gehalten haben, sondern um die ganze Kurorte herum entstanden sind, die noch heute warme Quellen nutzen. Ein anderes zentrales und altes therapeutisches Element war absichtlich herbeigeführtes Schwitzen. Auch das wurde und wird – wenn man etwa an die Sauna denkt – präventiv und zum »Training« des Immunsystems eingesetzt.

Schwitzen wurde und wird bei vielen Völkern auch zur Reinigung verwendet und genossen. Man könnte also beinahe sagen, dass es sich um ein universelles Wissen oder zumindest universelle Systeme handelt. Schwitzbäder lassen sich durch archäologische Forschungen bis in die Steinzeit zurückverfolgen. »Der Ursprung dieser Tradition scheint in Ostasien zu liegen, von wo aus sich die Schwitzhöhle nach Osten über die Beringstraße nach Nord- und Südamerika und nach Westen über Asien nach Europa ausbreitete, bis sie auf der gesamten nördlichen Halbkugel bekannt war.«[33] Tatsächlich finden sich in ganz Nordeuropa und Nordasien sogenannte Steinschwitzbäder an alten Siedlungsplätzen.

Gingen Forscher ursprünglich noch von der Annahme aus, dass es sich bei derartigen Schwitzbädern oder »Gebäuden« um einfache Behausungen handelte, hat man diese zwischenzeitlich als eine frühe Art von Saunen erkannt. In ähnlicher Form werden sie heute noch bei nordamerikanischen Ureinwohnern als Schwitzhütten verwendet. Archäologische Funde in Zentralasien zeigen, dass ganz früh in der Menschheitsgeschichte für Steinschwitzbäder eine natürliche Höhle, eine abgedeckte Erdgrube oder eine mit Fellen bedeckte Konstruktion aus Mammutknochen erhitzt wurde, und

---

[33] Gerhard Popfinger: Die Schwitzhütte, S. 41

zwar mit heißen Steinen aus einem Feuer. Dies könnte, so wird vermutet, zur Reinigung gedient haben.

Schwitzbäder im hohen Norden

In Nordeuropa wurden später einfache Zeltkonstruktionen von Blockhütten abgelöst, die unter dem Namen »Sauna« (finnisch) oder »Banja« (russisch) bis heute bekannt sind. Auch germanische Stämme verwendeten um 700 nach Christus bereits Bäder, die aus einer kellerartigen Grube mit einem Holzdach bestanden. »Man kann davon ausgehen, dass Waschungen und die Reinigung des Körpers bei den Germanen wie anderswo oft in religiösem Kontext geschahen – dem Göttlichen, den Göttern nähert man sich rein an Körper und Seele.«[34]

Auch dieser Zugang ist weit verbreitet: Menschen benutzten seit jeher Wasser nicht nur zum Trinken, sondern auch für die spirituelle Reinigung, Entsühnung, Segnung, Weihung – etwa bei der Taufe – und zum Schutz, etwa Weihwasser. So wurden auch Quellen als Sitz von Göttern verehrt und über die verschiedensten Kulturen weitergegeben und übernommen, wie sich am Beispiel der Quellen von Lourdes zeigt.

Elementar in vielen Kulturen ist die Vorstellung eines Jungbrunnens, die bei den Germanen ihren Ursprung findet. Das Wasser wird als Quelle des Ursprungs und als lebenspendend verehrt. Der Jungbrunnen der mildtätigen Wasserfrau Holda oder Freya beziehungsweise Frau Holle ist dafür ein Beispiel – mit der Vorstellung, dass die Seelen der Menschen nach dem Tod hier ein Bad der Erneuerung und Reinigung nehmen. In der animistischen Naturphilosophie sind Gewässer Jenseitsorte und ein Tor in die Anderswelt. So ist auch Styx bei den alten Griechen ein Fluss der Unterwelt und Eingang in den Hades.

Die beliebte, weitverbreitete Sauna hat ihren Ursprung in Finnland. Nach wie vor gehört diese Schwitzkultur dort zum Alltag. Allerdings wird der wöchentliche, in Urlaubszeiten sogar oft tägliche

---

[34] Ebenda

Saunagang auch zur Pflege sozialer Kontakte praktiziert. Im finnischen und russischen Raum ist es bis heute üblich, dass sich Geschäftspartner in der Sauna treffen, um ihre Verträge auszuhandeln. So ist die finnische Saunakultur mehr als nur eine Gesundheitsvorsorge. Man könnte hier auch einen Zusammenhang mit den modernen gesundheitsökonomischen Ansätzen der bereits erwähnten Strategie »Health in All Policies« herstellen (siehe Kapitel 3.2.), wo die soziale Teilhabe eine wichtige Komponente in der Gesundheitsvorsorge ist.

Keltische Tradition in Irland
Schwitzkulturen sind jedenfalls in vielen Ländern und Traditionen überliefert – oder werden von Archäologen zumindest vermutet. Verschiedenen Thesen zufolge gab es auch in Irland eine alte Schwitzkultur. Über das ganze Land verteilt findet man heute noch kleine Hütten aus Stein, mit einem kleinen Eingang und geschwärzten Innenwänden, was auf die Verwendung von offenem Feuer hinweist. Zudem befinden sich die Steinhütten immer in der Nähe eines Gewässers. Diese Häuser wurden »Teach-an-Alias« genannt und sollen nach Ansicht von Experten den Schwitzhütten anderer Traditionen und Kulturen entsprechen. Laut volkskundlichen Berichten war noch um 1900 in der irischen Landbevölkerung ihre Verwendung als »Heilraum« bei Krankheiten, die man mit Schwitzen bekämpfte, bekannt, und man konnte sich sogar noch an deren Nutzung erinnern.

Die Steingebäude weisen selten mehr als zwei Meter Durchmesser wie Höhe auf, sodass höchstens drei bis vier Personen im Inneren Platz finden. Viele verfügen noch heute über Steinbänke im Inneren, auf die man sich setzen oder legen konnte. Beheizt wurden sie wahrscheinlich wie die Rauchsauna der Finnen: In der Mitte wurde ein Feuer entfacht und so lange geschürt, bis die gewünschte Temperatur erreicht war. Eine manchmal vorhandene Öffnung im Dach wurde vor Benutzung der Hütte mit Steinplatten verschlossen. Nach dem Ausräumen der Glut und Asche konnte das »Teach-an-Alias« zum Schwitzen genutzt werden. Aus Monaghan (Stadt im Norden der irischen Republik) gibt es Berichte, wonach Ziegelsteine in einem Feuer außen vor dem Schwitzhaus erhitzt und anschließend mit einem Weidenkorb in die Hütte gebracht wurden. Das »Teach-an-Alias« galt als wichtiger Bestandteil der alten keltischen Heilkunde – nicht zuletzt wohl als Reaktion auf das feuchtkalte Klima Irlands, durch das viele Menschen an Rheuma und Arthritis litten. Es gibt allerdings nur wenige zeitgenössische Berichte über diese irischen Schwitzhäuser. Einer davon stammt von Reverend Robert Gage, einem Iren, der 1851 in seiner »History of the Island of Rathlin« schrieb: »Kleine Bauten, Schwitzhäuser genannt, wurden in der Form von Bienenkörben errichtet, aus Steinen und Torf konstruiert, die ordentlich zusammengefügt wurden; das Dach aus demselben Material, mit einem kleinen Loch in der Mitte. Der Eingang war gerade groß genug, um eine Person auf Händen und Knien hindurchzulassen. Zur Benutzung wurde ein großes Feuer in der Mitte auf dem Boden entzündet und abgebrannt, wodurch das Gebäude ziemlich erhitzt wurde; die Asche wurde weggefegt, und der Patient ging hinein, nachdem er seine Kleidung abgelegt hatte. Die Öffnung im Dach wurde dann mit einem flachen Stein verschlossen und der Eingang mit Soden (Sträuchern, Anm.), um den Luftzutritt zu verhindern. Der Patient blieb so lange drinnen, bis er heftig zu schwitzen begann, wonach er (wenn er jung oder stark war) in den See sprang, oder die Alten und Schwachen sich für einige Stunden ins Bett legten.« Es gibt allerdings keine Hinweise, dass irische Schwitzhäuser für kultische oder spirituelle Handlungen genutzt wurden, wie es von der skandinavischen Sauna vermutet wird. Ihre Nutzung scheint auf gesundheitliche Anwendungen beschränkt gewesen zu sein.

Lange Geschichte in Asien

In Japan wiederum entwickelte sich mit dem aus China aufkommenden Buddhismus, der großen Wert auf Reinlichkeit legt, ebenfalls eine Badehauskultur. Dabei waren die frühen öffentlichen Bäder (»Sento«) neben den eingefassten, natürlichen heißen Quellen zumeist Schwitzbäder mit heißem Dampf, die »iwaburo« (Steinbäder) oder »kamaburo« (Ofenbäder) genannt wurden. Häufig handelte es sich dabei um natürliche oder auch künstlich geschlagene Felshöhlen aus Lavagestein, die sich entlang der Meeresküsten befanden. Das Lavagestein wurde durch große Holzfeuer im Inneren erhitzt. Dann betraten die Besucher die Höhle, die bis auf einen kleinen verschließbaren Eingang zugemauert war, und Meerwasser wurde auf die heißen Lavafelsen gegossen.

China besitzt ebenfalls eine jahrtausendealte Kultur von Reinlichkeit und Körperpflege. Das warme Waschen und Baden waren hier immer selbstverständlich. Auch Schwitz- und Dampfbäder und eine Art Sauna mit Kräuteraufguss spielen in der Traditionellen Chinesischen Medizin (TCM) eine besondere Rolle. Allerdings wird übermäßiges Schwitzen generell, wo immer möglich, vermieden und als ungünstig angesehen.

Seit jeher bekannt sind Dampfbäder auch in der Mongolei. Das Gebiet zwischen dem Ural und der heutigen Mongolei gilt bei Forschern sogar als Ursprung der Schwitzhütten. Es gibt die Vermutung, dass die skandinavischen Ureinwohner, die Sami, und die Finnen, die die Saunakultur in Europa einführten, aus dem Gebiet der heutigen Mongolei nach Europa eingewandert sind. Dies ist unter Archäologen und Historikern allerdings umstritten.

Auch in Indien gibt es in der traditionellen ayurvedischen Gesundheitslehre verschiedene Methoden des Schwitzens. Bekannt dafür sind hölzerne Schwitzkästen – eine Art Minisauna, aus der oben durch eine abgedichtete Öffnung der Kopf ragt. Dann wird ein Kräuteraufguss über heiße Steine geleert, wobei je nach ayurvedischem Konstitutionstyp eher trocken-heiße oder feucht-warme Anwendungen bevorzugt werden. Auch die grundsätzlich vorhandene Kraft des Patienten wird berücksichtigt – danach entscheidet sich, wie sehr das »Svedana« erhitzt werden. Unter diesem Überbegriff firmieren verschiedene ayurvedische Methoden, die allesamt darauf abzielen, den Körper zum Schwitzen zu bringen. Dabei soll dem Körper seine ursprüngliche Flexibilität wiedergegeben werden, indem Giftstoffe über die schwitzbedingt erweiterten Poren und Körperöffnungen abtransportiert werden. »Svedana« wird im

Ayurveda insbesondere zur Vorbeugung und Behandlung von Hals-
und Ohrenschmerzen, Husten, Schnupfen, Heiserkeit, Muskelverspannungen in Rücken und Körperseiten, Gelenkschmerzen und
bei Verstopfung angeraten – sogar bei Krebserkrankungen wird es
eingesetzt.

Die Schwitzhütten Nordamerikas

Über esoterische Kreise in europäischen Breiten wieder sehr verbreitet sind die Schwitzhütten der Indianer Nordamerikas. Der
Stamm der Lakota bezeichnete sie als »Inipi«, was mit »sie schwitzen« übersetzt werden kann. Auch sie dienten der Vorbereitung von
Zeremonien, der Reinigung und physischen Gesunderhaltung und
zur Heilung bei Erkrankung. Eine indianische Schwitzhütte kann –
je nach Stamm – verschiedene Formen haben: Von einer einfachen,
bedeckten Erdgrube über rechteckige, flache Holzhäuser, kleine
runde Lehmhütten, Anbauten an Wohnhäusern bis zu der in der
Gegenwart am meisten gewählten Art einer Kuppel aus Weidenge-
flecht, die ursprünglich von den Lakota benutzt wurde.

In dieser Form wird die Schwitzhütte in einem rituellen Vorgang
aus Weidenstäben errichtet. Die Stäbe werden in vorbereitete Lö-
cher gesteckt, in Bögen angeordnet und durch Ringe kuppelför-
mig miteinander verbunden. In der Mitte der Hütte wird ein Loch
für die heißen Steine gegraben. In der Lakota-Tradition befindet
sich die Feuerstelle einige Schritte entfernt, sie ist durch einen Weg
mit der Hütte verbunden. Für ein Reinigungsritual werden bei den
Lakota eine bestimmte Anzahl Steine benutzt. Vor dem Gebrauch
deckt man das Gerüst mit Fellen oder Decken ein. Der Schwitz-
hüttenbau unterliegt differenzierten Regeln und variiert stark von
der Wahl des Platzes über die Beachtung der Himmelsrichtungen,
der Anzahl der zu verwendenden Holzstäbe und der symbolischen
Darstellung von Elementen, Planeten und des Gleichgewichts der
Kräfte. Sowohl die Zahl der Holzringe als auch die Himmelsrichtungen haben spirituelle Bedeutung.

Die Steine werden in einem großen Feuer vor der Schwitzhütte
zum Glühen gebracht und nach und nach während der Zeremonie

in die Hütte gebracht. »Das Schwitzen ist ihr Universalheilmittel, von dem sie großen Gebrauch machen. Die Kranken werden dadurch überschüssige Gefühlsregungen los, die ihren Gesundheitszustand negativ beeinflussen und so bestimmte Krankheiten hervorgerufen haben«, schrieb der Jesuitenpater Joseph-François Lafitau im Jahr 1724 über die indianischen Schwitzhütten.

4.2. Von den Badern zu den Ärzten

Wesentlich früher, in der Antike, wurde auch im Mittelmeerraum bereits eine Badekultur entwickelt, in der Wärme vielfach der Gesundheit zugutekommen sollte. Zeichen für diese Badekultur finden sich in den alten Hochkulturen Ägyptens und Mesopotamiens, wo schon in der Bronzezeit in rituellem Kontext Bäder und Reinigungszeremonien in der Nähe von Tempeln, Kultstätten oder an heiligen Quellen vollzogen wurden.

Die antike Badekultur erfuhr eine hohe, noch heute bekannte und nachweisbare Blüte. Die Griechen übernahmen mit dem Aufkommen ihrer Stadt-Staaten von den älteren Hochkulturen der Region die Reinigungssitten und errichteten bereits ab dem fünften Jahrhundert vor Christus öffentliche Badehäuser, die neben kultischen Zwecken auch der Körperreinigung und Behandlung von Krankheiten dienten. Sie schufen technische Finessen wie unterirdische Heizkanäle sowie Sitzbadewannen, die von unten beheizt wurden. Die Idee vom Warmwasserbaden geht angeblich auf die Griechen zurück. Es gab große öffentliche Räume, in denen mit Heißluft geschwitzt wurde, indem erhitzte Steine mit Wasser übergossen wurden, oder auch kleinere, trockene Heißluftbäder, die nur mit Holzkohle befeuert wurden. Interessant ist ein Blick in die griechische Mythologie: Hygíeia (griechisch für »Gesundheit«), eine der Töchter des Asklepios (Äskulap, Gott der Heilkunst), ist eine Göttin der Gesundheit und gilt als Schutzpatronin der Apotheker. Meist wird Hygíeia mit einer aus einer Schale trinkenden Schlange dargestellt.

Noch geläufiger ist aber die Badekultur der Römer, die diese, wie viele andere Errungenschaften, von den Griechen übernahmen und zu Thermen ausbauten. Schon im zweiten Jahrhundert vor Christus war es selbstverständlich, dass jeder römische Bürger Zugang zu einer öffentlichen Therme hatte. Dort gab es unter anderem das sogenannte »tepidarium«, einen mäßig warmen Raum zum Erwärmen des Körpers. Weiters das »laconium«, einen trocken-heißen Raum, der mit Kohlebecken stark erhitzt wurde, und das feuchtheiße »sudatorium«, das durch eine Fußbodenheizung erwärmt wurde. Zur Abkühlung konnte man in verschieden temperierte (kalte bis warme) Wasserbecken eintauchen. Massagen ergänzten das antike Wellness-Angebot. Schwitzen und Baden hatte auch hier offenbar nicht nur den Zweck, zu reinigen, sondern auch zu heilen.

Im vierten Jahrhundert nach Christus gab es allein in Rom über 900 große, öffentliche Bäder, die von allen Bevölkerungsschichten – vom Adel bis zu den Sklaven – genutzt wurden und die neben der reinigenden auch eine soziale Funktion erfüllten. Mit dem Untergang des Römischen Reichs verschwand die bedeutende Badekultur, verursacht durch die Zerstörung der römischen Aquädukte – zumindest im weströmischen Teil.

Im oströmischen Reich bestand sie hingegen weiter und wurde nach der Eroberung von Byzanz wiederum zur Grundlage der arabisch-islamischen Badekultur. Da der sich schnell ausbreitende islamische Glaube im Koran allerdings die Reinigung mit stehendem Wasser verbietet, wurden die ehemaligen römischen Thermen meist umgebaut und eine neue Kultur des Schwitzbads breitete sich rasch aus – das typisch türkische Dampfbad Hamam. Bereits im neunten Jahrhundert wurden in Bagdad unglaubliche 65.000 öffentliche Schwitzbäder gezählt.

In einem Hamam geht man nach dem Entkleiden zuerst in einen mäßig warmen Vorraum, um sich langsam an die Wärme zu gewöhnen. Im feuchtheißen Hauptraum wird man vorerst auf einer von unten beheizten Steinliege von Bediensteten des Hamam eingeseift, gewaschen und massiert, bevor man sich immer wieder mit heißem oder auch kaltem Wasser übergießt. Die Feuchtigkeit im Warmluftraum entsteigt einem Wasserbecken, das von unten erhitzt wird. Männer und Frauen sind in einem solchen türkischen Badehaus gemäß der islamischen Tradition getrennt. Wie das römische Badehaus dient auch das islamische Hamam bis in die Neuzeit neben der Reinigung und Entspannung vor allem als Ort der Begegnung und des Austauschs von wichtigen Neuigkeiten. Erst in der Gegenwart verschwindet diese Form des Schwitzbads durch den Bau von Badezimmern in türkischen Häusern und Wohnungen zunehmend aus der Öffentlichkeit.

Eine Variante des arabischen Schwitzbads ist das Rhassoulbad. Dazu wird der Körper mit einem speziellen, wertvollen Schlamm eingerieben. Nach dem Antrocknen begibt man sich ins Dampfbad, wo der Schlamm immer wieder angefeuchtet wird, während er sich langsam erwärmt. Diese Art der Reinigung dringt tief in den Körper ein.

Nach dem Untergang der römisch-antiken Badehauskultur, die sich über ganz Mitteleuropa erstreckte, verschwand in weiten Teilen der Bevölkerung das Bewusstsein für Reinigung und Sauberkeit. In Berichten von arabischen Reisenden aus dem neunten Jahrhundert wird der häufig fehlende Reinlichkeitssinn in Mitteleuropa beklagt. Erst die Kreuzfahrer entdeckten im Nahen Osten die islamische Badekultur wieder und brachten sie, wie so viele andere arabische Errungenschaften, zurück nach Europa. Hier haben sich im Hochmittelalter ab dem 13. Jahrhundert im städtischen Bereich wieder Badestuben etabliert.

Auch damals war das Schwitzbad das zentrale Element. Wieder gab es in den Badestuben holzbefeuerte Öfen, auf denen Haufen von Kieselsteinen lagen, die regelmäßig mit Wasser übergossen wurden, sodass der Raum mit den Badegästen, die ringsum erhöht auf Holzbänken saßen, voller Dampf war. Zur Förderung und Unterstützung des Schwitzens schlug man sich selbst mit Rutenbündeln. Sogenannte »Reiber« oder »Reiberinnen« boten ihre Dienste an, bei den Besuchern Schmutz und Schweiß vom Körper zu entfernen.

Auch der Berufsstand des »Baders« entstand damals. Bader waren im Mittelalter die Vorläufer von Ärzten und zuständig für den öffentlichen Betrieb des Badehauses, für Haarwäsche und Rasur, aber auch medizinische Eingriffe wie Zahnziehen, Aderlass oder Schröpfen. Das Schröpfen nach dem Schwitzbad soll zeitweise sogar die Haupteinnahmequelle der Bader gewesen sein.

So waren die Bader ursprünglich eine Art »Ärzte der kleinen Leute« – die arme Bevölkerung konnte sich die meist klerikalen und in Klöstern ausgebildeten Ärzte jedenfalls nicht leisten. Andererseits waren die Bader bis ins 18. Jahrhundert wichtige Gehilfen der akademisch gebildeten Ärzteschaft, weil diese wiederum die Behandlung von Verletzungen und offenen Wunden sowie chirurgische Eingriffe scheute. Da im Mittelalter den Ärzten von der Kirche seit dem Konzil von Tours im Jahr 1163 die Berührung mit Blut untersagt war, war der Bader für die sogenannte »kleine Chirurgie« zuständig: Er durfte Wunden und Brüche versorgen.

Bader übten somit einen hochgeachteten, obgleich von der Wissenschaft nicht akkreditierten Heilberuf aus. Dazu gehörten neben dem Badewesen, der Körperpflege und Kosmetik eben auch Teilgebiete der sich entwickelnden Chirurgie, der Zahnmedizin und der Augenheilkunde. Neben dem Bader arbeitete im Badehaus oft ein Scherer oder Barbier, der für das Haareschneiden und Bartscheren zuständig war. Aus diesen Berufen entwickelte sich letztlich der Wundarzt und der Chirurg. Das spätere preußische Sanitätswesen entstand sich aus dem deutschen Scherer- und Badertum heraus.

Eine Hauptaufgabe der Bader bestand in dem als Allheilmittel gepriesenen Aderlass und im Schröpfen. Hintergrund dieser Therapie ist die antike Lehre der Körpersäfte. Krankheit war demnach ein äußeres Zeichen der in Unordnung geratenen Körpersäfte und nur durch Blutentzug und Wiederherstellung des Säftegleichgewichts zu heilen.

4.3. Wasser und Thermalbäder

Für den legendären chinesischen Philosophen Laotse, der im sechsten Jahrhundert vor Christus gelebt haben soll, gab es »nichts Weicheres in der Welt als Wasser«. Aber auch »nichts Mächtigeres zur Beugung des Starken und Starren: unbezwingbar, sich an alles anpassend«. Kein Stoff birgt so viele überraschende Eigenschaften wie Wasser und beschäftigt Physiker gleichermaßen wie Philosophen und Mediziner.

Die Besonderheit beginnt mit der Tatsache, dass Wasser eigentlich bei Zimmertemperatur nicht flüssig, sondern gasförmig sein müsste. Verglichen mit anderen Wasserstoffverbindungen hat Wasser einen sehr hohen Schmelz- und Siedepunkt, eine hohe spezifische Verdampfungswärme, eine Volumenabnahme beim Erwärmen und eine Volumenzunahme beim Gefrieren.

Ganzheitsmediziner, Energetiker und traditionelle Heiler in den verschiedenen Kulturen schreiben Wasser noch viel mehr Eigenschaften zu – es ist Informationsträger und kann auf verschiedenste Art heilen, denkt man etwa an Homöopathie, Bachblüten-Essenzen oder Angebote rund um belebtes und strukturiertes Wasser.

Wasser hat jedenfalls eine ganzheitliche Wirkung auf den Körper, den Geist und die Seele. Es wirkt regulierend, schmerzlindernd, durchblutungsfördernd und steigert das allgemeine Wohlbefinden.

Der Wassergehalt einer menschlichen Eizelle beträgt ungefähr 99 Prozent. Bei unserer Geburt liegt der Körperwasseranteil bei etwa 90 Prozent, bei einem gesunden Erwachsenen noch bei etwa 70 Prozent. Dieser Wasseranteil sinkt im Lauf unseres Lebens, bei Senioren liegt er oft nur noch um 50 Prozent oder darunter. Das ist deutlich zu wenig, und viele Anzeichen für Austrocknung (Dehydrierung) ähneln auch typischen Alterserscheinungen, wie Schwäche, Verwirrung, nachlassendes Konzentrationsvermögen und motorische Störungen. Wasser ist also buchstäblich Grundbestandteil des Körpers, der Organe und der Zellen. Eine ausreichende Wasserversorgung ist nicht zuletzt deshalb die Grundlage für die Gesundheit.

Das wurde bereits sehr früh erkannt und als zentrales Wissen in allen Medizinsystemen und Kulturen verankert. So ist Wasser eines der fünf Elemente der Traditionellen Chinesischen Medizin. Zentrales Organ in der TCM für den Wasserfunktionskreis ist die Niere. Sie gilt bei den Chinesen als Wurzel des Lebens. Die Niere steht in enger Verbindung mit dem Herzen. Das Herz beherbergt den Geist (Shen). Das Zusammenspiel von Herz und Niere steht damit für die Vollendung des Lebendigen. Die Nierenkraft steht in der TCM für Lebenskraft und Vitalität. Der Mensch schöpft demnach die Kräfte aus der Niere, sowohl in physischer (kräftiger Körperbau, gesunde Knochen, Gangart) wie in psychischer Hinsicht (starker Wille, innere Kraft, Aufrichtung).

Wie im Fall der globalen Ressource Wasser, erschöpfe ein Raubbau an uns selbst auch die eigene Vitalität, sind die Chinesen überzeugt. Dies geschieht durch Missachtung des Ruhebedürfnisses im Allgemeinen und bei Krankheit, durch Überanstrengung und Überbeanspruchung.

Umgekehrt zeigt sich etwa am aktuellen Wellness- und Thermenboom, dass Wasser Ruhesuchenden Entspannung und Erholung verspricht. Die Anwendung bestimmter Wässer für gezielte Bade- und Trinkkuren stellt eine bereits seit Jahrhunderten, wenn nicht sogar Jahrtausenden gepflegte medizinische Tradition dar.

Vor der Entwicklung der naturwissenschaftlich fundierten Medizin und den dadurch ermöglichten Fortschritten in der Diagnostik, Medizintechnik und verschiedenen Therapien standen der Medizin nicht sehr viele Möglichkeiten zur Behandlung von Krankheiten zur Verfügung. Die primär auf ärztlichen Erfahrungen beruhenden Anwendungen von Heilwässern hatten daher in der historischen Medizin einen hohen Stellenwert. Die verwendeten Heilwässer waren praktisch ausschließlich solche, die natürlich zutage traten.

Die Nutzung besonderer Wässer für Heilzwecke kann weit in der Geschichte zurückverfolgt werden. In Mitteleuropa tat sich vor allem Sebastian Kneipp in der Verbreitung von Wasseranwendungen hervor. Seine Kuren haben viele Formen, sei es das Wassertreten, die Wickel, Bäder oder Güsse. Bei Schmerzen verursachenden Prozessen, wie einer Geburt, wird und wurde Wasser unterstützend eingesetzt. Das warme Wasser beeinflusst Körper und Psyche der Gebärenden in vielerlei Hinsicht positiv. Es wirkt entspannungsfördernd, die Endorphin- und Oxytocinproduktion wird angeregt und die Wehentätigkeit verbessert sich.

Thermalwässer und ihre Vorkommen wiederum haben eine lange medizinische Tradition und sind der Ursprung heute noch bekannter Kurorte. Thermalwasser unterscheidet sich generell von normalem Quellwasser durch seine Inhaltsstoffe und Temperatur – die zumindest 20 Grad Celsius aufweisen muss. Betrachtet man die Menge der gelösten Stoffe im Wasser als Kriterium, unterscheidet man grundsätzlich zwei Typen von Thermalwässern:

Akratothermalwasser (akrato: ungemischt, rein)
Akratothermalwässer stammen aus Quellen, die wenig gelöste feste Stoffe enthalten. Heilende, lindernde oder krankheitsverhütende Eigenschaften erhalten sie durch ihre ausschwemmende Wirkung. Akratothermalwasser weist eine Gesamtmineralisation unter ein Gramm pro Liter auf.

Mineral-Thermalwasser
Zusätzlich zur Wärme wirken gelöste Mineralien und Spurenelemente positiv auf den menschlichen Körper. Mineral-Thermalwasser ist ein Thermalwasser mit einer Mineralisation über ein Gramm pro Liter.

In Österreich sind verschiedene Thermalwassertypen anzutreffen, wie Akratothermalwässer, Schwefel-Thermalwässer, Radon-Thermalwässer, Natrium-Hydrogencarbonat-Thermalwässer mit Kohlendioxid und Calcium-Hydrogencarbonat-Thermalwässer mit Kohlendioxid, weiters Natrium-Calcium-Chlorid-Sulfat-Thermalwässer, Natrium-Hydrogencarbonat-Chlorid-Thermalwässer, Calcium-Natrium-Hydrogencarbonat-Thermalwässer, Calcium-Sulfat-Hydrogencarbonat-Thermalwässer mit Kohlendioxid sowie Jod-Sole-Thermalwässer.

Thermalwässer-Vorkommen treten besonders häufig und reichlich in Regionen mit jungem Vulkanismus an die Erdoberfläche. Wasser versickerte hier über Jahrhunderte durch die Gesteinsschichten. Auf dem Weg in die Tiefe reicherte es sich mit Mineralien und Spurenelementen an und erwärmte sich durch die Nähe zum Magmaherd des Erdinneren. Manche Thermalquellen sind sehr heiß. Generell reicht das Temperaturspektrum von 20 bis 100 Grad Celsius.

Angewendet werden und wurden Thermalwässer etwa bei chronisch-rheumatischen Erkrankungen, degenerativen Arthrosen, Rehabilitation nach Verletzungen, funktionellen Herz-Kreislauf-Störungen, der Rehabilitation nach neurologischen Erkrankungen sowie zur Förderung von Entspannung und Erholungsvorgängen.

Menschliches Wärmeempfinden bei Wasser

Ab welcher Temperatur Wasser als warm, kalt oder heiß empfunden wird, ist individuell sehr verschieden. Prinzipiell lassen sich jedoch folgende Temperaturbereiche für das menschliche Wärmeempfinden festlegen:

kalt	10–30° C
kühl	30–34° C
indifferent (unbestimmt)	34–36° C
warm	36–38° C
sehr warm	38–40° C
heiß	40–45° C
Die Erträglichkeitsgrenze liegt zwischen 43 und 45° C	

Wassertemperaturen für therapeutische Anwendungen

Kurzbad zum Kreislauftraining und nach der Sauna	3–13° C
Kaltgussbehandlung	9–18° C
Freiwasserbad (See, Fluss, Schwimmbad)	16–24° C
Beheizte Schwimmbäder	24–29° C
Gewärmtes Bad zur Bewegungsbehandlung (ohne Schwimmen)	29–32° C
Warmbad (Wannenbad)	36–39° C
Überwärmungsbad	39° C +

4.4. Wickel

Eine andere, weit verbreitete, wenngleich wissenschaftlich wenig untersuchte Form, Wärme für die Gesundheit zu nutzen, sind Wickel. Die meisten Empfehlungen beruhen auf langjährigen Beobachtungen. Auch hier macht man es sich zunutze, dass Wärme den Organismus auf Touren bringt und Transportsysteme beschleunigt. Antikörper des Immunsystems gelangen schneller zum Einsatzort und Abfallprodukte des Stoffwechsels werden schneller abtransportiert. Letzteres gilt auch für schmerzauslösende Signalstoffe, wodurch die Schmerzempfindlichkeit vermindert wird.

Insgesamt erweitert Wärme die Gefäße und verbessert die Durchblutung des Gewebes. Dadurch entspannt und entkrampft sich die Muskulatur. Traditionelle Systeme wie die TCM nutzen dabei auch das Meridiansystem. Die Wärme erreicht zwar nicht die inneren Organe, aber die Haut ist über Nervenbahnen mit verschiedenen Organen verbunden (sogenannte Dermatome). So lassen sich bestimmten Organen bestimmte Meridiane zuordnen. Wärme kann damit über eine Hautreizung indirekt auf innere Organe Einfluss nehmen.

Es gibt viele weitere traditionelle Heilmittel, die oft eingesetzt und im Grund kaum hinterfragt werden, wie Wärmflaschen, Heizkissen oder Kirschkernsäckchen. Das Holz von Kirschkernen nimmt die Wärme besonders gut auf und gibt sie nur langsam ab. Zudem schmiegt es sich an den Körper besser an als eine Wärmflasche oder ein Heizkissen.

Intensive Wärme sollte allerdings nicht bei akuten Entzündungen, Verdacht auf innere Blutungen, ausgeprägten Krampfadern, Durchblutungsstörungen bei Arteriosklerose oder Thrombose oder nach frischen Verletzungen und Verstauchungen angewendet werden. Auch Personen mit hohem oder sehr niedrigem Blutdruck oder bekannten Herzerkrankungen sollten Wärme nicht ohne Rücksprache mit dem behandelnden Arzt anwenden. Menschen mit Nervenerkrankungen, beispielsweise als Folge von Diabetes oder anderen Krankheiten, die zu Störungen des Hautgefühls führen, müssen besonders vorsichtig sein. Sie spüren die Wärme nicht richtig, es kann zu Verbrennungen der Haut kommen. Babys und Kleinkinder wiederum haben eine sehr empfindliche Haut, daher sollte man mit Wärmeauflagen äußerst vorsichtig sein.

Generell sind Wickel ein traditioneller Bestandteil alter Heilbehandlungen. Die Kombination von Durchblutungs-Anregung, Erwärmung, Muskelentspannung, reflektorischer Reiz-Behandlung und Arznei-Anwendung durch eine Wickel-Therapie sucht auch heute noch ihresgleichen. Sie ist besonders auch bei Kindern einfach und wirkt rasch.

Örtliche Wickel werden meist kalt oder kühl angewandt, was anfangs unangenehm sein kann. Die örtliche Abkühlung ruft sofort eine Gegenregelung des Körper hervor: Erweiterung der Blutgefäße und Steigerung der Durchblutung zur Normalisierung der abgesenkten Gewebetemperatur. Wenn dann mehr Blut fließt, gelangen auch mehr Immunzellen dorthin. Dies ist besonders bei chronischen Entzündungen, etwa der Gelenke, hilfreich.

Zur Verstärkung der heilenden Wirkung von Wickeln können Zusätze verwendet werden, wie Heilerde, Heilpflanzenextrakte, aber auch Zwiebeln und Topfen (Quark). Bei Kindern sind Zusätze nicht notwendig, die Heilkraft des Wassers reicht völlig aus. Wickel sind damit auch eine gute Möglichkeit, Kindern bei vielen kleineren und größeren fieberhaften Alltagswehwehchen wie Erkältungen oder Bauchweh zu helfen.

Dabei gilt, dass Wickel immer in mindestens zwei, besser aber in drei Lagen angelegt werden. Für die innerste Lage tauchen Sie ein Leinentuch in kaltes Wasser, wringen es aus und wickeln es glatt anliegend und fest, aber nicht einschnürend um das gewählte Organ. Den Wickel mit einem trockenen Baumwolltuch umhüllen, die feuchte innere Lage darf nicht herausschauen. Dann alles mit dem Wolltuch gut abdecken. Den Patienten schließlich in entspannter Lage in eine Decke eingehüllt ruhen lassen. Der Wickel sollte 45 bis 60 Minuten angelegt bleiben. Ist ein besonders schweißtreibender Effekt erwünscht, kann die Dauer auch ein bis drei Stunden betragen.

Vorsicht ist geboten mit kalten Wickeln bei Patienten, die frieren oder frösteln. Fühlt sich jemand unwohl, kann die Anwendung generell jederzeit abgebrochen werden. Bitte beachten: Wer sich im Fieberverlauf gesundschwitzen will, braucht überdies viel Flüssigkeit.

Wickel in Form von Fango- oder Moorpackungen werden heute in physiotherapeutischen Praxen gern vor Massagen durchgeführt, um die Muskulatur zu lockern. Fango, Heilerde, Moor oder Schlamm sind Materialien, die die Wärme sehr lange speichern können und zudem wertvolle Mineralstoffe enthalten. Durch warme Wickel erweitern sich die Gefäße in der Haut und die Mineralstoffe können gut vom Körper aufgenommen werden.

4.5. Infrarot

Ein weiteres Verfahren zur Nutzung von Wärme ist die Bestrahlung mittels einer speziellen Infrarotlicht-Lampe. Sie gibt Wärme ab, die in der Lage ist, in das Körpergewebe einzudringen, ohne dass ein direkter Kontakt mit den jeweiligen Körperstellen stattfindet. Das Prinzip dahinter ist simpel: Der Grund, warum Sonnenstrahlen selbst nach Millionen von Kilometern durch den kalten Weltraum immer noch die Kraft haben, Wärme zu spenden, sind genau jene infraroten Strahlen, denn sie wärmen den Körper direkt.

Infrarot-Strahlung ist ein natürlicher Bestandteil des Sonnenlichtspektrums und liegt zwischen dem sichtbaren Licht mit Wellenlängen von 340 bis 780 Nanometern (nm) und den Mikrowellen, die bei etwa einem Millimeter beginnen.

Innerhalb der Infrarot-Strahlen unterscheidet man die drei verschiedenen Gruppen Infrarot A (IR-A) mit 780 bis 1400 Nanometern Wellenlänge, Infrarot B (IR-B) mit 1400 bis 3000 Nanometern und Infrarot C (IR-C) mit 3000 Nanometern bis ein Millimeter Wellenlänge.

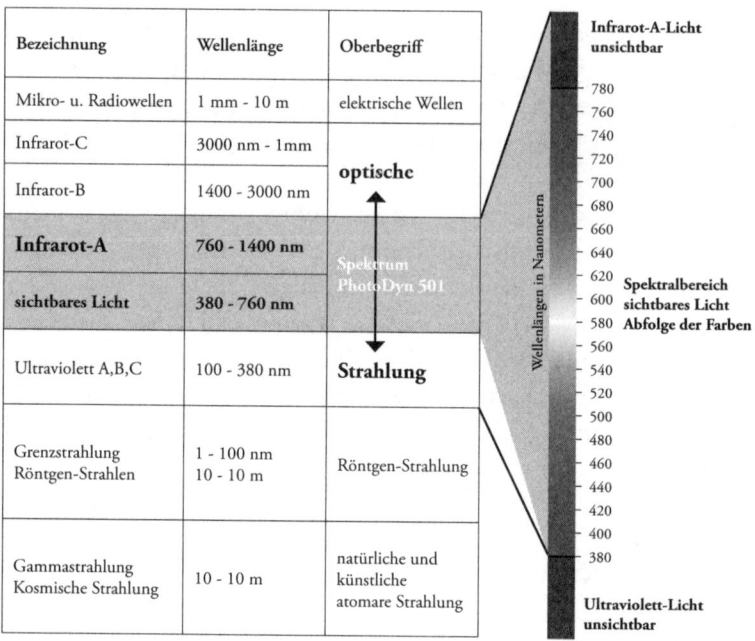

Bezeichnung	Wellenlänge	Oberbegriff
Mikro- u. Radiowellen	1 mm - 10 m	elektrische Wellen
Infrarot-C	3000 nm - 1mm	**optische**
Infrarot-B	1400 - 3000 nm	
Infrarot-A	**760 - 1400 nm**	Spektrum PhotoDyn 501
sichtbares Licht	**380 - 760 nm**	
Ultraviolett A,B,C	100 - 380 nm	**Strahlung**
Grenzstrahlung Röntgen-Strahlen	1 - 100 nm 10 - 10 m	Röntgen-Strahlung
Gammastrahlung Kosmische Strahlung	10 - 10 m	natürliche und künstliche atomare Strahlung

Infrarot-A-Licht
unsichtbar

Wellenlängen in Nanometern

780
760
740
720
700
680
660
640
620 — Spektralbereich
600 sichtbares Licht
580 Abfolge der Farben
560
540
520
500
480
460
440
420
400
380

Ultraviolett-Licht
unsichtbar

Das beste medizinische Infrarotlicht ist das sogenannte wassergefilterte Infrarot-A-Licht im Bereich von 760 bis 1400 nm. Je kürzer die Wellenlänge ist, desto tiefer kann die Strahlung in die Haut eindringen. So durchdringt IR-C mit einer Eindringtiefe von etwa 15 Mikrometern nicht einmal die Epidermis. Bei IR-B liegt die Eindringtiefe ähnlich. Demgegenüber weist wassergefiltertes Infrarot-A eine Eindringtiefe von etwa 1,3 mm auf, gelangt also bis in mittlere Bereiche der Subcutis (Unterhaut). Damit erreicht IR-A die durchbluteten Bereiche der Haut und kann die lokale Blutzirkulation steigern und ihre Wärmeenergie direkt in den Blutkreislauf übertragen.

Bereits in der Antike gab es systemische Anwendungen von Infrarot als natürlichen Teil des Sonnenlichts. Die damals üblichen Therapien sind heute unter dem Begriff der sogenannten Helio-Therapie bekannt. Der griechische Arzt Parmenides postulierte um 400 vor Christus, dass Wärme viele Erkrankungen heilen könne.

Erst viel später wurden die physikalischen Grundlagen der Wärmestrahlung entschlüsselt.

1801 entdeckte Friedrich Wilhelm Herschel die Infrarot-Strahlen. 1891 wurden die ersten »Lichtkästen« in Europa und in den USA angewendet, die einfache Glühbirnen und Reflektoren enthielten. Bis in die 1980er-Jahre waren Lichtkästen oder Lichtbügel, wie der Kopflichtkasten, weit verbreitet. Diese Holzkästen enthielten mehrere Glühlampen, die neben dem sichtbaren Licht auch Wärmestrahlung abgaben. Bei der Anwendung konnte es aber zu Verletzungen und Verbrennungen kommen. Schließlich wurden die noch heute in Gebrauch befindlichen »Rotlichtlampen« entwickelt, deren Glühlichtlampen durch eine Rotlichtscheibe eingefärbt sind, die Teile des Lichtspektrums abfängt.

Einen revolutionären Fortschritt bei Infrarot-Anwendungen brachten die Arbeiten von Manfred von Ardenne sowie von Martin Heckel. Sie entwickelten verschiedenartige Hyperthermie-Anlagen für die milde ($T_{Körperkern} < 38,5°$ C), moderate ($T_{Körperkern} < 40,5°$ C) und extreme Ganzkörper-Hyperthermie ($T_{Körperkern} > 40,5°$ C), auf denen die Patienten mit Infrarot-Strahlen verschiedener Wärmespektren bestrahlt werden.

Eine Nebenentwicklung für Ganzkörper-Wärmeanwendungen im häuslichen Bereich waren die sogenannten Infrarot-Kabinen. Diese Wellness-Geräte können privat gekauft und eingesetzt werden. Sie verwenden ein breites Spektrum von Infrarot-Strahlung, allerdings mit geringeren Anstiegen der Körperkerntemperatur.

Infrarot-Kabinen bieten eine Alternative zur Sauna, jedoch bei in der Regel größerer Inhomogenität des Wärmeübertrags als bei der Sauna. Sie erwärmen den Körper nicht über heiße Raumluft, wie bei der finnischen Sauna, sondern eben über Infrarotstrahlung, die von Infrarotstrahlern erzeugt wird.

Die Infrarotstrahlung durchflutet den Raum und erst beim Auftreffen auf dem Körper diesen lokal. Blutkreislauf und Lymphsystem sind dann für eine weitere Verteilung der Wärme im Inneren des Körpers verantwortlich. Dadurch kommt es zu einem wohligen Wärmeempfinden, tiefer Entspannung und intensivem

Heilschwitzen. Die Lufttemperatur bleibt jedoch, anders als in der Sauna, auf einem eher niedrigen Niveau von 40 bis maximal 60 Grad Celsius. Dadurch lässt es sich angenehmer atmen, der Kreislauf wird weniger belastet und die Sauerstoffversorgung des Körpers verbessert. In der Praxis kommt es durch geringe Lufttemperaturen in der Infrarot-Tiefenwärme-Kabine zu fast keiner Belastung für Herz, Kreislauf und Atemwege.

Rotlichtbestrahlung wird eingesetzt bei Erkältungskrankheiten, zur Schmerzlinderung, bei Muskelverspannungen, rheumatischen Beschwerden oder auch zum Abbau von Fettzellen. Weiters wird die Elastizität der Gefäße und Lymphbahnen erhöht, der Körper wird durch das gesunde Schwitzen entgiftet und entschlackt und das Immunsystem wird gestärkt.

Die infrarote Wärmestrahlung dringt nur wenige Millimeter tief ins Körpergewebe ein. Auf dieser Wärme beruht das Wirkprinzip. Durch die Wärmeleitung können allerdings auch das Unterhautfettgewebe, Bindegewebe oder die Gelenke erreicht werden. Gefahr besteht darin, dass eine zu geringe Entfernung zwischen Strahlungsquelle und Haut oder zu lange Expositionszeiten zu Verbrennungen führen können.

Neben den genannten Wirkungen sind auch entzündungshemmende Effekte der Strahlung belegt. Sie hängen vor allem mit Veränderungen im Prostaglandin-Muster der bestrahlten Gewebe zusammen, unter anderem mit dem Anstieg von PGI 2. Außerdem scheint sich der oxidative Stress im erwärmten Gewebe zu verringern.

Unter Sauna-Bedingungen sanken in Studien die Lipidperoxidation (LPO) und Plasmakonzentrationen von toxischen LPO-Produkten. So gingen die Konzentrationen der aldehydischen cytotoxischen LPO-Produkte Malondialdehyd (MDA) und Hydroxynonenal (HNE) sowie der Protein-Carbonyle zurück. Damit können durch Wärmebehandlung auch die schädigenden Wirkungen solcher niedermolekularen LPO-Produkte reduziert werden, die auf relativ unspezifischen Reaktionen mit verschiedenen Proteinen und Nukleinsäuren beruhen.

Kontraindiziert ist eine Infrarot-Bestrahlung bei schweren Herzerkrankungen, akuten Entzündungen, Koagulopathien und Thrombosen sowie schwerem Diabetes mellitus, thyreotoxischen Krisen, terminaler Niereninsuffizienz und hämolytischen Anämien. Streng genommen sind solche Kontraindikationen nur für höhergradige Hyperthermien gültig. Doch die Hersteller der neuen IR-A-Geräte, die keine höhergradige Hyperthermie erzeugen, plädieren sicherheitshalber für die Beachtung der Kontraindikationen.

5. Kombination als Ausweg

Deutsche Forscher haben in einer entsprechenden Untersuchung von 300 Krebspatienten und 300 gesunden Menschen herausgefunden, dass das Krebsrisiko für Menschen, die noch nie eine Infektionskrankheit durchgemacht haben, um ein Vielfaches höher liegt. Infektionen, meist mit Fieber einhergehend, scheinen also eine gewisse Schutzfunktion gegenüber der Entstehung von Tumoren zu besitzen.

Umgekehrt gilt die moderne Immuntherapie als Zukunftshoffnung in der Krebstherapie. Die Anfänge der Immuntherapie reichen fast 150 Jahre zurück. Der Bonner Chirurg Wilhelm Busch berichtete in den 1860er-Jahren von einer Frau, deren Tumor nach einer Infektion schrumpfte. In den 1890er-Jahren injizierte der New Yorker Chirurg William Coley abgetötete Bakterien in Tumoren. Die Behandlung führte zu Fieber und half unzähligen Patienten.

Die aufkommende Chemotherapie jedoch ließ die Immuntherapie lange Zeit in den Hintergrund treten. Erst in den 1980er-Jahren griff man den Ansatz wieder verstärkt auf. Inzwischen sind die Mechanismen von Coleys Versuchen weitgehend verstanden: Bestimmte Bakteriengifte im Tumor können die Körperabwehr stimulieren, sodass sie das Gewebe angreift. Doch wie man das ungemein komplizierte Immunsystem gezielt einsetzen kann, ist noch Gegenstand intensiver Forschungen.

5.1. Heilen mit Fieber

Die Beobachtungen, dass Wärme gesund ist und in vielen Bereichen auch Linderung bringt, spornten seit jeher Mediziner und Forscher an, der Sache auf den Grund zu gehen und vor allem die Einsatzmöglichkeiten von Wärme herauszufinden. Schon der griechische Philosoph Parmenides von Elea (540–480 v. Chr.) dürfte damit Erfahrungen gemacht haben und formulierte der Überlieferung nach den elementaren Satz: »Gebt mir die Macht, Fieber zu erzeugen, und ich heile euch alle Krankheiten.«

Eine globale Aussage, die zu Recht skeptisch macht. Etwas später erklärte auch der wohl berühmteste Arzt des Altertums, Hippokrates von Kos (460–377 v. Chr.): »Das Fieber ist ein Heilbestreben des Organismus gegen die Krankheit, es reinigt den Körper wie ein Feuer.« Beide, Philosoph und Mediziner, dürften die Beobachtung gemacht haben, dass nach Fieberphasen Krankheiten wieder verschwanden. Das ist so weit noch nicht überraschend, erlebt man dies ja bei jeder Erkältung. Doch was veranlasste bereits die Ärzte vor 2500 Jahren zur Vermutung, dass Fieber nicht nur Symptom für einen Heilungsprozess ist, sondern weit mehr heilen könnte als nur Erkältungen?

Möglicherweise waren es Feststellungen, die später auch viele andere machten. Einer davon war Julius Wagner von Jauregg (1857–1940) aus Wien, der 1927 als erster Psychiater den Nobelpreis für Medizin erhielt. Erst im Jahr 2000 erhielt übrigens wieder ein Psychiater diesen wohl wichtigsten Mediziner-Preis: Eric Kandel, ebenfalls ein gebürtiger Wiener. Wagner von Jauregg beobachtete 1883 eine heilende Wirkung von Fieberanfällen bei Patienten und beschrieb dies so: »Gleich zu Beginn meiner psychiatrischen Laufbahn wurde meine Aufmerksamkeit auf die Frage nach der Wirkung des Fiebers gelenkt, denn am 1. Jänner 1883 trat ich die Stellung eines Assistenten der psychiatrischen Klinik an; am 28. Jänner erkrankte M. K., eine 46-jährige Taglöhnersgattin vom Lande, die sich seit Monaten in einem depressiven Zustand befand, an einem Erysipel, der mit ziemlich hohem Fieber einherging und zur völligen Heilung der Geistesstörung führte. Sofort beschäftigte mich der Gedanke, dass man dieses Naturexperiment zum Zwecke der Heilung von psychischen Störungen nachahmen sollte.«[35] Das versuchte er dann auch jahrelang, bis es ihm 1917 gelang, durch das Herbeiführen von Fieber – mithilfe von Malaria-Erregern – die als Folge der Neurolues (eine Form der Syphilis) auftretende fortschreitende Lähmung (Progressive Paralyse) erfolgreich zu behandeln.

Eine zuverlässige Steuerbarkeit erhöhter Körpertemperaturen ohne Frieren und Schüttelfröste versprachen sogenannte passive Überwärmungsverfahren. Sie basieren auf einem Bilanzüberschuss der in den Körper eingeführten Wärme-Menge gegenüber der regulativen Wärmeabgabe des Körpers. Hierzu fanden und finden heute noch verschiedene Formen der Wärmezufuhr Anwendung – etwa jene über die Körperoberfläche mittels Heißluft beziehungsweise Dampf, am häufigsten aber durch Wasser im temperatur-ansteigenden Vollbad. Bedeutsam bei diesen Verfahren ist, dass Wärmezufuhr und Entwärmungs-Verhinderung durch ein und dasselbe Kontaktmedium erfolgen.

Eine weitere Möglichkeit ist die intrakorporale Wärmeerzeugung durch elektromagnetische Induktion in Form von Kurz- und Mikrowellen. Dabei wird der Patient in Decken eingehüllt oder liegt in einer Kabine, die seine Wärmeabgabe einschränkt. Als methodisch relativ einfache und ebenfalls berührungsfreie Form der Wärme-Einfuhr bot sich, wie bereits erwähnt, die infrarote Strahlung der kurzen Wellenlängen an. Durch ihre Nähe zu den Wellenlängen des sichtbaren Lichts wird sie auch als Infrarot-Hellstrahlung (near infrared) bezeichnet. In die Sparte der Wärme-Kontaktübertragung sind auch diejenigen Verfahren einzureihen, die zur Erzeugung einer Hyperthermie heiße Flüssigkeiten in die Bauchhöhle infundieren oder das Blut extrakorporal erwärmen und in den Körper zurückinfundieren.

---

[35] Joachim Bauer: Das Gedächtnis des Körpers. Wie Beziehungen und Lebensstile unsere Gene steuern, S. 45

Noch in der ersten Hälfte des vorigen Jahrhunderts war die Überwärmungstherapie bei Infektionskrankheiten des Menschen weit verbreitet. Insbesondere versuchte man die Rolle der erhöhten Körpertemperatur beim Infektionsfieber therapeutisch als eine Komponente der Abwehrleistung zu verstehen und therapeutisch zu nutzen. Viele – auch tierexperimentelle – Untersuchungen deuten darauf hin, dass eine Erhöhung der Körpertemperatur einen Überlebensvorteil bei künstlich gesetzten Infektionen bietet.[36] So wurde in verschiedenen wissenschaftlichen Untersuchungen ein schützender oder therapeutisch günstiger Einfluss hoher Körpertemperaturen bei einer Reihe von viralen und bakteriellen Infektionskrankheiten beschrieben, etwa bei Pneumokokken, Paratyphus, Lues, Streptokokken, Herpes-Simplex-Infektionen, Polio, Rabies, Influenza, Gastroenteritis, Coxsackievirus-Infektionen, Salmonella-enteritidis-Infektionen oder Milzbrand-Infektionen.

Als einer der wichtigsten infrage kommenden Wirkmechanismen wurde von Wissenschaftlern und Ärzten immer wieder diskutiert, wie temperatursensibel und labil verschiedene virale und bakterielle Erreger sind. Unter den Virusinfektionen ist über gute Erfolge mit der Ganzkörper-Hyperthermie insbesondere bei Kinderlähmung (Poliomyelitis anterior, Polio) berichtet worden.[37] Hier wurden von verschiedenen Autoren deutliche klinische Besserungen durch den Einsatz physikalischer Wärmetherapieverfahren genannt.[38]

5.1.1. Erfahrungen bei Asthma

Unter den chronisch entzündlichen und allergischen Erkrankungen ist die Behandlung des Asthma bronchiale durch die Ganzkörper-Hyperthermie am umfangreichsten dokumentiert. So haben Forscher in verschiedenen Untersuchungen gezeigt, dass fiebrige Erkrankungen zum vorübergehenden Nachlassen der Erkrankung

---

[36] Schmidt, 1987

[37] Lampert, 1939; Biermann, 1946

[38] Schmidt, 1987

oder gar Heilung von asthmatischen Erkrankungen führen können.[39] Interessanterweise spürten die Asthmapatienten nach Angaben der Autoren diese Besserungen oft schon direkt während der Therapie, was den Schluss nahelegt, dass die Ganzkörper-Hyperthermie zu einer Entspannung der (glatten) Bronchialmuskulatur führen kann.[40] Diese Entkrampfung der Bronchialmuskulatur (Bronchospasmolyse) ist auch ein geläufiger Ansatz bei vielen medikamentösen Therapieverfahren des Asthma bronchiale – moderne Arzneimittel haben das Ziel, die Bronchialmuskulatur zu lockern. Ein weiterer möglicher Wirkmechanismus wurde in der Stimulation der Hypothalamus-Nebennierenachse gesehen,[41] da bei den behandelten Patienten eine vermehrte Ausscheidung von Korticosteroiden gefunden wurde.

Aus den 1980er-Jahren gibt es Untersuchungen zur Behandlung von Asthma bronchiale und anderen Atemwegserkrankungen mit der moderaten Infrarot-Hyperthermie. Alle Patienten galten als »medikamentös ausgereizt« und litten an schwerem Asthma bronchiale, oft in Verbindung mit chronischen Nasennebenhöhlen-Entzündungen beziehungsweise nach Nasennebenhöhlen-Operationen oder Nasenpolypen. Die Patienten nahmen zahlreiche antiobstruktive Medikamente in Form von Asthmamedikamenten und hohe Cortison-Dosen ein.

Sie wurden in der Folge im Durchschnitt acht Ganzkörper-Hyperthermien mit einer Dauer von einer Stunde und mit einer Stunde Wärmestauung bei einer Temperatur von 38,5 bis 40,0° Celsius unterzogen, was einer zweistündigen Temperaturexposition entspricht.[42] Am Ende hatten 35 von 48 behandelten Patienten eine deutliche subjektive und objektive Besserung erfahren.[43] Obwohl

---

[39] Neymann et al., 1932

[40] Neymann et al., 1932; Zaltenbach, 1988

[41] Weis, 1965

[42] Es fehlen allerdings die Angaben zum Therapie-Intervall

[43] Bei acht dieser Patienten war die Besserung nach Angaben des Autors deutlich und lang anhaltend

die hier geschilderte Untersuchung nur eine Anwendungsbeobachtung mit erheblichen methodischen Mängeln ist, decken sich die Ergebnisse doch mit Erfahrungen aus früheren Publikationen.[44] Diese zeigten, dass mit der Ganzkörper-Hyperthermie keine Heilungen des Asthma bronchiale erzielt werden konnten, wohl aber zum Teil lang andauernde Anfallsfreiheiten von bis zu zwei Jahren. Aus diesem Grund galt die Überwärmungstherapie des Asthma bronchiale lange Zeit als wertvolle komplementäre Therapiemaßnahme in Ergänzung zu konventionellen Therapieformen.

5.1.2. Rheumatische Erkrankungen

Eine Literaturrecherche zur Behandlung von rheumatischen Erkrankungen mit Hyperthermie weist auf unterschiedliche Beurteilungen der Effektivität dieser Behandlungsmethode hin.[45] So kommen amerikanische Autoren in der ersten Hälfte des vergangenen Jahrhunderts zu dem Schluss, dass mit der Ganzkörper-Hyperthermie zwar beeindruckende vorübergehende Therapieerfolge, nicht jedoch Langzeiterfolge zu erzielen seien.[46]

Es darf aber als gesichert angenommen werden, dass primär nicht-entzündliche Störungen des Bewegungsapparats unter anderem durch eine Beeinträchtigung der Mikrozirkulation des Gelenkknorpels verursacht werden. Während und nach einer Ganzkörper-Hyperthermie darf eine verbesserte Nährstoffversorgung des Gelenkknorpels vor allem bei chronisch-degenerativen Arthrosen angenommen werden.[47] Heute müssen sicherlich auch immunologische Mechanismen für die beobachteten Effekte diskutiert werden.

Auch zu Morbus Bechterew (Ankylosierende Spondylitis), einer zur Versteifung der Wirbelsäule führenden Erkrankung, gibt es Be-

---

[44] Schmidt, 1987

[45] Ebd.

[46] Short und Bauer, 1935; Hench et al., 1935; Drewyer, 1948

[47] Heckel, 1990

richte über erfolgreiche Hyperthermie-Behandlungen von 38,5° bis 38,7° Celsius.[48] Allerdings wurde vor einer Behandlung während hoher Entzündungsaktivität (Iridocyclitis) gewarnt. Über ähnlich gute Erfahrungen mit Hyperthermie wurde bei der Behandlung des Reiter-Syndroms berichtet.[49]

Auch der Weichteilrheumatismus wurde in Studien als eine gute Indikation für milde Hyperthermie-Behandlungen vorgeschlagen.[50] 2008 wurde die Hyperthermie-Behandlung von der Deutschen Gesellschaft für Rheumatologie in ihre Leitlinien-Empfehlungen aufgenommen.[51]

Sklerodermie wiederum ist eine Erkrankung des Bindegewebssystems, bei der es aus bisher ungeklärter Ursache zu einer Vermehrung beziehungsweise Verhärtung des Bindegewebes kommt. Sind die Symptome auf die Haut begrenzt, spricht man von einer zirkumskripten Sklerodermie. Sind auch innere Organe wie Lunge, Darm, Herz oder Nieren beteiligt, handelt es sich um eine sogenannte systemische Sklerodermie. Zum Einsatz der Infrarot-Ganzkörper-Hyperthermie bei der systemischen Sklerodermie liegen verschiedene Publikationen vor.[52] Das klinische Bild der progressiven Sklerodermie ist durch die den Hautveränderungen vorausgehende Raynaud-Symptomatik (»Weißfingerkrankheit«) gekennzeichnet.[53]

Hier gibt es eine Beobachtung an sieben Patientinnen mit systemischer Sklerodermie Typ II, die 15-mal einer milden, 30 Minuten dauernden Infrarot-Ganzkörper-Hyperthermie unterzogen wurden. Dabei stieg die mittlere Körperkerntemperatur um 0,9° C. Die Behandlung wurde zweimal wöchentlich durchgeführt. Drei der

---

[48] Lampert (1939), Drewyer (1948) und Koeppen (1944)

[49] Lowman und Boucek, 1948

[50] Ott (1972) und Heckel (1990)

[51] Wirksamkeit einer seriellen Ganzkörper-Hyperthermie mittels wIRA (NI-WBH) als Zusatz zu einer Standard-Rehabilitation (MR) bei Behandlung der Fibromyalgie [Brockow T, Wagner A, Franke A, Offenbächer M, Resch KL. The Clinical Journal of Pain 2007, 1]

[52] Meffert et al., 1990; 1992

[53] Meffert et al., 1974

sieben Patientinnen gaben in einer 18 Monate dauernden Nachbeobachtungszeit eine deutliche Reduktion der Dauer und Häufigkeit von Raynaud-Attacken an. All diese Beobachtungen sind noch längst keine stichhaltigen wissenschaftlichen Belege. Sie zeigen aber klare Ansätze, die es in jedem Fall notwendig machen, hier Forschungen zu intensivieren.

5.1.3. Bluthochdruck

Publikationen gibt es unter anderem auch zu arterieller Hypertonie.[54] Eine analysierte Behandlung umfasste neben regelmäßigen Anwendungen von Sauna und sportlicher Aktivität auch die Wärmebehandlung mit milder Infrarot-A-Ganzkörper-Hyperthermie. Neun Hypertoniker mit arterieller Hypertonie im Stadium I und II wurden mit neun gesunden Probanden nach einer einmaligen milden Infrarot-A-Ganzkörper-Hyperthermie verglichen.

Festgehalten wurden Körpertemperatur, Herzfrequenz, Blutdruck und Blutviskosität. Die Patienten unterschieden sich nur hinsichtlich der Blutdruckwerte von Menschen mit normalem Blutdruck. Während der Behandlung wurde bei den Hypertonikern eine Senkung des systolischen und diastolischen Blutdrucks beobachtet. Auch 24 Stunden nach Abschluss der Behandlung wurden bei den Patienten ebenfalls niedrigere RR-Werte (Blutdruck am Arm gemessen) im Vergleich zum Behandlungsbeginn erhoben. Die Autoren berichten, dass bei beiden Gruppen nicht während, aber 24 Stunden nach Beendigung der Behandlung eine erniedrigte Plasmaviskosität gemessen werden konnte.

Auch hier gibt es aber noch wissenschaftliche Mängel: Die Publikationen versäumten es, Untersuchungsergebnisse über das Blutdruckverhalten der Patienten über 24 Stunden hinaus zu dokumentieren. In einer fünf Jahre später publizierten Übersichtsarbeit geben die Autoren jedoch an, dass die beobachteten Behandlungsergebnisse bei den Patienten in der Studie über einen Zeitraum

---

[54] Meffert et al. (1990) und Scherf et al. (1989)

von sechs Wochen stabil blieben.[55] Die diskutierte Studie gibt allerdings interessante Hinweise auf physiologische Reaktionen von Hypertonikern, die sich einer einmaligen Behandlung mit milder Infrarot-A-Ganzkörper-Hyperthermie unterzogen haben.

Fieber auslösende Präparate, sogenannte exogene Pyrogene, wurden bis zur Einführung der Antibiotika und Kortikosteroide sehr häufig – und laut den Literaturberichten offenbar mit nachhaltigem Erfolg – angewandt, und zwar bei vielen Formen der chronischen Entzündung, bei rheumatischen und hormonellen Erkrankungen und anderen Indikationen[56] sowie bei malignen (bösartigen) Prozessen.

5.2. Fieber und Krebs

5.2.1. William Coley: Pionier der Fiebertherapie

Fast zeitgleich mit Wagner von Jaureggs Beobachtungen überraschte 1891 der US-amerikanische Arzt William Coley die Fachwelt und die breite Öffentlichkeit mit einer ähnlichen Entdeckung und daraus folgenden Therapie: Er behandelte erstmals erfolgreich einen Krebspatienten mit absichtlich ausgelöstem Fieber.

Dafür spritzte er bestimmte Bakterien direkt in den Tumor, mehrmals täglich und über Monate hinweg. Das Resultat: Der Tumor schrumpfte und der Patient überlebte weit länger, als das bei der Krankheit zu erwarten gewesen wäre.

Doch wie war Coley überhaupt auf diese recht seltsam anmutende Behandlungsform gekommen? Schon im 18. Jahrhundert wurde die Idee geboren, dass Fiebererkrankungen vor Krebs schützen könnten. Die Frage wurde allerdings überwiegend akademisch diskutiert, die Antworten verschwanden meist in den Schubladen

---

[55] Meffert et al., 1994

[56] Hoff, 1957

diverser Wissenschaftler. Bis die Geschichte schließlich den Chirurgen William Coley auf den Plan rief. 1890 hatte dieser erfolglos eine siebzehnjährige Patientin aus New York, die an Knochenkrebs (Sarkom) litt, behandelt. Trotz der Amputation eines Armes starb sie. Diese Patientin namens Elizabeth Dashiell war eine Kindheitsfreundin des Ölmilliardärs John D. Rockefeller, Jr., und ihr Tod veranlasste Rockefeller, Geldmittel für die Krebsforschung zu spenden.

Dr. Coley machte sich daran, alle Krankenakten der bisherigen 15 Jahre in seinem Krankenhaus, dem späteren renommierten Memorial Sloan Kettering Cancer Center, nach Therapieerfolgen bei Knochenkrebs zu durchforschen. Dabei stieß er auf einen Patienten deutscher Herkunft mit dem Namen Stein, der an Knochenkrebs litt und – wie Wagner von Jaureggs Patientin in Wien – an einem Erysipel erkrankte und später vom Krebs gesundete. (Ein Erysipel ist eine Infektion der Haut durch das Bakterium Streptococcus pyogenes.)

Coley machte den inzwischen entlassenen Patienten einige Wochen später ausfindig. Er bemerkte, dass sich dessen Zustand nicht wieder verschlechtert hatte. Coley glaubte erkannt zu haben – noch zu Zeiten, bevor antiseptische und sterilisierende Maßnahmen in der Chirurgie Einzug hielten –, dass Krebspatienten eine höhere Überlebenswahrscheinlichkeit bei Fiebereinfluss hatten. Und er fand parallel zu seiner Suche auch jene alten Fachartikel, die in den Schubladen verschwunden waren.

Pionier William Coley versuchte in der Folge, durch eine gezielte Infektion mit dieser – beim deutschen Patienten wirksamen – Streptokokkenart einen analogen Heilungsverlauf bei anderen Krebspatienten zu erreichen. Man muss betonen, dass Antibiotika für den Fall einer lebensbedrohlichen Infektion damals noch völlig unbekannt waren. Coleys erste Bemühungen verliefen erfolglos, mindestens zwei seiner Versuchspatienten starben an der künstlich gesetzten Streptokokken-Infektion. Später setzte er eigens gezüchtete Streptokokkenkulturen sowie andere bakterielle Toxine ein und berichtete schließlich über einen Erfolg – man schrieb das Jahr 1891. Der

US-Pharmahersteller Parke-Davis (heute Teil des weltgrößten Pharmakonzerns Pfizer) begann nach der Veröffentlichung dieser Sensationsmeldung als erstes Unternehmen sodann mit der Produktion des ab diesem Zeitpunkt »Coley Toxin« genannten bakteriellen Fieberauslösers für Krebspatienten.

Die Coley-Methode zielte darauf ab, das Immunsystem des Kranken derart zu beeinflussen, dass es unter Fieber zu einer spontanen Remission, also einer Rückbildung der Krebserkrankung kommt. Das Verfahren kann heute zu den Immuntherapien bei Krebs und Fiebertherapien gezählt und als eine Form der therapeutischen Hyperthermie angesehen werden.

Das von Coley entwickelte Mittel wurde auch als »Coley Fluid« und »Coley Vaccine« bekannt. Um gefährliche und potenziell tödliche Streptokokken-Infektionen zu vermeiden, verwendete der Arzt schließlich sterilisierte, abgetötete Streptokokkenkulturen, die er mit Bakterien der Gattung Serratia marcescens vermischte. Diese Mischung wurde als eigentliches »Coley Toxin« bekannt und wissenschaftlich beschrieben.

Im Lauf der Zeit wurden mindestens 13 verschiedene Coley-Präparate entwickelt. Die Applikation wurde laufend verändert und wechselte zwischen intravenöser oder intramuskulärer Anwendung und direkter Injektion in den Tumor. Und schließlich wurde auch die Dosierung ständig geändert. William Coley war mehr Arzt als Wissenschaftler – die individuelle Behandlung seiner Patienten lag ihm mehr am Herzen, als seine Therapie in eine strukturierte, standardisierte und daher wiederholbare Form zu gießen.

Nicht zuletzt deshalb war schon zu Lebzeiten Coleys seine Methode umstritten, trotz der damals alternativen, aber noch viel weniger effizienten anerkannten Behandlungsformen. Coley musste sogar wegen teils erfolgloser Therapien mit seinem Coley-Toxin von anderen Ärzten den Vorwurf hinnehmen, ein Scharlatan zu sein. Ihm wurde insbesondere vorgeworfen, Behandlungserfolge selektiv zu zitieren und seine Patienten nicht in einem Follow-Up längerfristig weiter zu beobachten. Dennoch wurde seine Methode weiterhin angewandt. Nach seinem Tod im Jahr 1936 engagierte sich seine Tochter Helen Coley Nauts weiter für das Coley-Verfahren. Etliche Pharmaunternehmen hatten es bis dahin fix in ihr Programm aufgenommen.

Als später Strahlentherapie und Chemotherapie entwickelt wurden, lösten sie diese Art der Behandlung ab. Es wurden überraschenderweise auch jahrzehntelang keine großen modernen Studien durchgeführt, bei denen absichtlich ausgelöstes Fieber als Therapie getestet wurde. Dies sollte sich jedoch ändern – heute liegen zahlreiche interessante wissenschaftliche Arbeiten dazu vor.

1953 wurde die Produktion der Coley-Toxine in den USA untersagt und 1962 verbot die US-amerikanische Registrierungs- und Kontrollbehörde »Food and Drug Administration« (FDA) das Coley-Toxin endgültig. Das Mittel wurde am längsten von der kleinen deutschen Firma Südmedica hergestellt und als »Vaccineurin« bis zum Jahr 1990 verkauft. Dann wurde auch in Europa die Zulassung nicht mehr erneuert und das Coley-Toxin war Geschichte.

5.2.2. Wie Hyperthermie funktioniert

Nichtsdestotrotz ist die Wärmeempfindlichkeit von Krebszellen nicht in Vergessenheit geraten – im Gegenteil. Doch statt ein mitunter schwer kontrollierbares Fieber auszulösen, werden Tumore zumeist gezielt aufgeheizt. Das allein tötet den Tumor zwar nicht ab, kann laut übereinstimmender Meinung von Onkologen aber die Wirkung von Chemotherapie oder Bestrahlung bei speziellen Krebsformen verstärken.

Immerhin weiß man bereits seit Jahrhunderten, dass eine geringe Erhöhung der Körpertemperatur viele Krankheitserreger schwächen kann. Fieber hilft dem Immunsystem bei der Bekämpfung von Krankheiten. Das ist hinlänglich bewiesen. Nicht umsonst fiebert der Mensch, wenn er sich zum Beispiel einen grippalen Infekt zugezogen hat. Die Erhöhung der Körpertemperatur ist also eine probate Waffe des körpereigenen Immunsystems zur Abwehr von Erregern und Krankheiten generell. Warum also soll eine absichtliche Temperaturerhöhung von Krebsgeschwüren nicht auch bei der Behandlung von Krebs helfen? Das Schlagwort dafür heißt Hyperthermie – frei übersetzt »überhöhte Temperatur«. Generell wird Hyperthermie aber nicht als alleinige Therapieform eingesetzt, sondern stets in Kombination mit Strahlen- und Chemotherapie und neuerdings auch der Immuntherapie.

Im Wesentlichen gibt es drei verschiedene Arten von Hyperthermie-Behandlungen:
• Lokale Oberflächenhyperthermie
• Regionale Tiefenhyperthermie mittels Erwärmung durch elektromagnetische Wellen
• Interstitielle Hyperthermie, wobei der Tumor mit Sonden direkt erwärmt wird.

Die verwendete Methode hängt von Lage und Zugänglichkeit des Tumors ab. Das Tumorgewebe wird auf 40 bis 44 Grad Celsius erwärmt, was zu irreparablen Schäden an den Krebszellen führt.

Die moderate – fieberähnliche – Ganzkörper-Hyperthermie ist streng von der extremen Ganzkörper-Hyperthermie abzugrenzen. Bei Letzterer werden unphysiologische Körperkerntemperaturen von 41,5 Grad bis 42,2 Grad Celsius zur Schädigung von Krebsgeweben angestrebt, sie ist somit nicht der Naturheilkunde zuzurechnen.

Einer Krebserkrankung liegt laut aktuellem Stand der Wissenschaft ein abweichender Regulierungsprozess zugrunde, bei dem sich der Tumor in einem dynamischen Ungleichgewicht mit dem menschlichen Organismus befindet. Eine wesentliche Rolle dabei spielt das Immunsystem des Menschen: Jeder Körper produziert täglich eine Vielzahl an sogenannten entarteten, also defekten Zellen. Diese besitzen allesamt das Potenzial, sich zu Krebszellen zu entwickeln und zu einem Tumor anzuwachsen.

Im Normalfall, also bei einem gut funktionierenden Immunsystem, erkennen die körpereigenen Abwehrmechanismen die gefährlichen Zellen, machen sie unschädlich und transportieren sie aus dem Körper hinaus. Die Gefahr ist somit gebannt. Durch falsch laufende Regulationsmechanismen jedoch kann es passieren, dass das Immunsystem die Krebszellen nicht mehr als Feinde erkennt und daher auch nicht angreift – die Krebszellen verstecken sich quasi vor den körpereigenen Wachmännern und können ihren krank machenden Verlauf nehmen.

Nicht umsonst zielt die moderne Onkologie auf die sogenannte Immuntherapie, also auf die künstliche Stimulierung der körpereigenen Abwehrmechanismen, um den Krebs zu besiegen. Einer dieser Abwehrmechanismen ist die Körpertemperatur – womit wir wieder bei Coley sind.

Auch eine andere Spur führt zurück zu Coley: Klinische Onkologen haben immer wieder berichtet, dass Krebspatienten in ihrer Anamnese unterstrichen, zuvor so gut wie nie krank gewesen zu sein. Deutsche Forscher haben in einer Untersuchung von jeweils 300 Krebspatienten und gesunden Menschen herausgefunden, dass das Krebsrisiko für Menschen, die noch nie eine Infektionskrankheit durchgemacht haben, um ein Vielfaches höher liegt. Infektionen, meist mit Fieber einhergehend, scheinen hier also auch eine gewisse Schutzfunktion zu besitzen.

Und US-amerikanische Wissenschaftler bestätigten nach einer Studie mit 300 Frauen mit Eierstockkrebs, dass diese Patientinnen früher weit weniger Masern, Röteln oder andere Infektionskrankheiten hatten als eine altersgleiche gesunde Kontrollgruppe. Auch andere Studien stellten dies inzwischen unter Beweis. So fanden US-Forscher beispielsweise heraus, dass eine fehlende Geschichte von Masernerkrankungen in der Kindheit mit einem erhöhten Krebsrisiko für eine Vielzahl von Tumoren in Verbindung gebracht werden kann: Von 353 untersuchten Personen ohne Masern entwickelten 21 bis ins spätere Lebensalter Krebs – im Vergleich zu nur einem Fall von 230 Menschen, die in der Kindheit Masern durchgemacht hatten.

Auf der anderen Seite gibt es eine Vielzahl von Fällen, in denen sich ein Tumor oder eine Krebserkrankung nach einer zusätzlich erworbenen Infektionskrankheit spontan zurückgebildet haben.

Krebszellen entwickeln während ihres Wachstums eine eigene, schlecht strukturierte Blutversorgung, die sie gegen Hitze besonders empfindlich macht. Literaturstudien kommen zu dem Schluss, dass dies bei Leukämie zu 22 Prozent, bei Knochen- und Bindegewebekrebs zu 15 Prozent, bei Hautkrebs zu elf und bei Lymphom zu sieben Prozent der Fall ist. Auch dies ist wiederum ein Hinweis auf die Wirksamkeit von Fieber. Derartige Tumorremissionen (Nachlassen von Symptomen, Rückgang) nach Infektionen wurden auch bei einer Reihe von anderen Krebsarten beobachtet.

Untersuchungen an Tieren haben gezeigt, dass eine Vielzahl an verschiedenen Mechanismen ausgelöst wird, wenn direkt in einen Tumor infektiöse Krankheitserreger gespritzt werden, die dann lokales Fieber auslösen, oder wenn generell eine Infektion im Körper von Krebspatienten ausgelöst wird.

Die wesentlichsten Spieler bei dieser Reaktionskette sind Lipopolysaccharide (LPS). Das sind relativ thermostabile (wärmeunempfindliche) Verbindungen aus fettähnlichen (Lipo-)Bestandteilen und Zucker-Bestandteilen (Polysacchariden). Sie sind in der äußeren Membran von Bakterien enthalten. Beim Zerfall der Bakterien werden Teile davon frei und wirken toxisch. Diese Teile werden als Endotoxine bezeichnet und von intakten Bakterien nicht abgegeben – aus diesem Grund hat Coley auch schließlich eigene Bakterienkulturen aus abgetöteten Erregern gezüchtet, die er seinen Patienten verabreichte.

Gelangen Lipopolysaccharide ins Blut, binden sie dort an das Eiweiß Lipopolysaccharid-bindendes-Protein (LBP). Dieser Komplex bindet sich schließlich an verschiedene Zellen. Lipopolysaccharide können an gewissen Stellen die Blut-Hirn-Schranke durchbrechen und direkt ins Gehirn gelangen. Von dort aus regen sie die Produktion von Zytokinen an – das ist einer der Wege, die zur Entstehung von Fieber führen.

Zytokine sind Proteine, die das Wachstum und die Differenzierung von Zellen regulieren – sie spielen daher beim Tumorwachstum eine wesentliche Rolle. Einige Zytokine werden dementsprechend auch als Wachstumsfaktoren bezeichnet, andere sind für immunologische Reaktionen und bei Entzündungsprozessen von Bedeutung. Wichtige Zytokine sind unter anderen sogenannte Interferone, Interleukine und Tumornekrosefaktoren (TNF).

Neben diesen spielt freilich noch eine ganze Kaskade von Mechanismen und Stoffen – körpereigenen und von außen zugeführten – eine entscheidende Rolle. Wichtigster Punkt jedoch ist: Durch die Erreger – bei Coley waren es primär Streptokokken, inzwischen gibt es auch schon hoffnungsvolle Studienergebnisse mit anderen Bakterien – wird nicht nur ein Fieberprozess ausgelöst, sondern es werden auch das Zellwachstum regulierende Substanzen freigesetzt. Was insbesondere bei Krebs von zentraler Bedeutung ist.

Das gezielte Aufheizen

Die moderne Wissenschaft ist sich einig: Der entscheidende Prozess, der bei einer Krebsbehandlung die positiven Effekte anderer Behandlungsformen unterstützen kann, ist die Wärme. Die Hyperthermie wird, so sich die bisherigen Studienergebnisse auch in größeren Versuchsgruppen wiederholen lassen, künftig auch in der Tumortherapie eine wichtige Rolle einnehmen. Bei der Stärkung des Immunsystems im Gesamten und bei der Unterstützung des Herz-Kreislauf-Systems hat die Wärmebehandlung ihre Wirksamkeit bereits mehr als deutlich unter Beweis gestellt.

Die Art der Hyperthermie richtet sich dabei nach der Lage des Tumors: Ob er dicht unter der Haut oder tief im Körperinneren liegt, ob er klar einzugrenzen ist oder bereits Metastasen gebildet hat. Doch um welchen Tumor es sich auch handelt und in welcher Körperregion er sich befindet – die Hyperthermie wird, wie bereits erwähnt, nie als alleinige Therapie verabreicht, sondern immer in Kombination mit Strahlen-, Chemo- oder Immuntherapie.

Eine lokale Oberflächen-Hyperthermie wird bei begrenzten Tumoren angewendet, die dicht unter der Haut liegen, wie bei wiederkehrendem Brustkrebs, bei schwarzem Hautkrebs und nicht operablen Knoten am Hals.

Die regionale Tiefenhyperthermie wiederum behandelt Krebsherde, die tief im Körperinneren verborgen, jedoch noch regional begrenzt sind, wie beispielsweise Tumoren im Becken oder im Darm, in der Lunge, in den Armen oder Beinen.

Die Teilkörper-Hyperthermie stellt eine Weiterentwicklung der regionalen Tiefenhyperthermie dar und eignet sich auch für größere, nicht begrenzte Tumoren im Unterbauch.

Die Ganzkörper-Hyperthermie erwärmt den ganzen Körper unter intensivmedizinischer Kontrolle auf Fiebertemperaturen – verwendet werden dabei moderne wassergefilterte Infrarot-A-Technologien. Effekte beruhen einerseits auf der Synergie zu Chemotherapie und Strahlentherapie, andererseits auf komplexen immunologischen Mechanismen, welche die immunologische Abwehr gegen den Krebs erhöhen.

Eine spezielle Chemotherapie in niedrigeren und häufigeren Dosierungen ist die Metronomische Thermochemotherapie (MT-CHT), die den Krebs, aber nicht das Immunsystem schädigt. In Verbindung mit Langzeit-Ganzkörper-Hyperthermie zeigt diese MT-CHT erhebliche Wirkung auch bei fortgeschrittenen Tumorerkrankungen. Diese besondere Therapie kann die Wirkung des Immunsystems indirekt deutlich verstärken und die Krebszellen direkt bekämpfen. Nebenwirkungen sind deutlich verringert. Dieses Verfahren wird in der Standardmedizin aber noch kaum angewendet.

Langzeit-Ganzkörper-Hyperthermie erzielt eine Vielzahl von wirksamen Effekten wie eine Verbesserung der Mikrozirkulation in Tumoren: Hierdurch können Chemotherapeutika und Abwehrzellen besser in die Tumoren eindringen. Zudem kommt es zu einer Reduzierung des »interstitiellen« (Raum zwischen den Körperzellen bzw. Gewebeschichten) Gewebedrucks, wodurch derselbe Effekt, wie zuvor genannt, erreicht wird. Weiters kommt es zu einer Sauerstoffverarmung von Tumoren. Dadurch werden Tumorzellen wesentlich sensibler für Strahlentherapie, die Neubildung von Blutgefässen wird unterdrückt und das Fortschreiten der Tumorerkrankung verhindert.

Durch intensive thermobiologische Grundlagenforschung, die seit den 1970er-Jahren betrieben wird, wissen wir heute, dass Temperaturen ab 40,5° C in bösartigen Geweben zytotoxisch wirken können, also eine zellabtötende beziehungsweise wachstumshemmende Wirkung auf Tumoren haben. Die Technik der sogenannten lokoregionalen (eine bestimmte, begrenzte Körperregion betreffend) Tiefenhyperthermie erzielt eine Erwärmung der Tumorzellen mittels hochfrequenter Wellen, wodurch es zu einem Sauerstoffmangel und der Entwicklung eines intrazellulären sauren Milieus sowie zu einer Nährstoffverarmung im Tumor kommt. Damit wird der Zellstoffwechsel erheblich gestört, sodass dies letztendlich zum Tod der Krebszelle führen kann.

Ein weiterer Effekt der Hyperthermie ist die deutliche Aktivierung des körpereigenen Immunsystems. Die Hitze führt zu Veränderungen der Krebszellen, sodass diese besser von gesundem Gewebe unterschieden werden können. Dies bewirken sogenannte »Hitzeschockproteine«, die den Abwehrzellen als Erkennungszeichen dienen. Diese Proteine erscheinen bei Überwärmung auf den Oberflächen von Tumorzellen, nicht aber auf »gesunden« Zellen.

Eine weitere Therapie zur Aktivierung des Immunsystems ist etwa die dendritische Zelltherapie: Aus dem eigenen Blut werden weiße Blutkörperchen (Monozyten) gefiltert und zur Herstellung einer dendritischen Zellimpfung verwendet. Dendritische Zellen haben eine Botenfunktion, sie identifizieren den Feind für die Killerzellen (Zytotoxische T-Zellen). Eine Anwendung wird derzeit vor allem nur in der adjuvanten Situation (ergänzende oder unterstützende Therapiemaßnahmen) empfohlen.

Orthomolekulare Therapie unterstützt das Immunsystem – zur optimalen Leistung – durch die Versorgung mit hochwertigen Vitalstoffen (Vitamine, Spurenelemente, Aminosäuren etc.). Es zeigt sich, dass die geltenden Richtlinien der Weltgesundheitsorganisation (WHO) nur eine absolute Untergrenze, aber keine Empfehlung im Sinn einer optimal funktionierenden Körperabwehr darstellen. In unserem Institut verwenden wir Stoffe, die durch spezielle Herstellungsverfahren wesentlich besser resorbiert werden können. Das Hauptproblem, mit dem viele Menschen heutzutage zu kämpfen haben, sind Mikronährstoff-Einbußen bei Lebensmitteln: Durch lange Transportwege und Lagerung, industrielle Produktion sowie die küchentechnische Verarbeitung und Zubereitung (kochen, braten, grillen, frittieren, backen, Mikrowelle etc.), bleibt von den Nährstoffen in Lebensmitteln nicht mehr viel übrig. Eine unzureichende Zufuhr von Vitalstoffen kann im Körper zu gestörten Stoffwechselprozessen sowie zu einer Zunahme der freien Radikale führen. Freie Radikale sind hochreaktive, sehr aggressive chemische Sauerstoffmoleküle oder organische Verbindungen, die Sauerstoff enthalten.

Gerade in der Krebsmedizin findet die Bedeutung der freien Radikale und deren Therapie zunehmend Beachtung: Die gezielte Zufuhr wohlausgewählter Substanzen wie Kurkuma, Selen, Vitamin C, Silibinin (Wirkstoff aus der Mariendistel), Weihrauch und vieler anderer Nährstoffe greift insbesondere in den chronischen Entzündungsprozess ein, der in der Onkologie auch »bösartige Entzündung« (malignant inflammation) genannt wird.

6. Ganzheitliche Krebsmedizin

Angesichts einer »überzivilisierten« Gesellschaft und der deutlichen Zunahme chronischer Befindlichkeitsstörungen erscheinen gesundheitliche Eigenverantwortung und unterstützende Maßnahmen in einem neuen Licht. Sie werden immer wichtiger – auch in der Therapie.

Vor allem das verstärkte Auftreten von Krebsfällen – in Europa und den USA erkranken immer mehr Menschen an Krebs – fordert dringend innovative Präventions- und Therapiemaßnahmen. In einer hochtechnologischen Medizin und einer immer arbeitsteiligeren Gesellschaft wird es, wie eingangs beschrieben, unumgänglich, Krankheiten ganzheitlich zu betrachten.

Bei Krebserkrankungen kann und muss gerade die sogenannte Integrative Onkologie in einem umfassenden und ganzheitlichen Sinne eine maßgebliche Rolle spielen. Man spricht von Integrativer Medizin, wenn konventionelle und komplementärmedizinische Methoden kombiniert eingesetzt werden.

Der Begriff Integrative Medizin geht also weiter als der Begriff Komplementärmedizin – der ja auch eine gemeinsame Verwendung meint –, weil er den Prozess der Integration in die konventionelle Biomedizin beschreibt und den Aspekt der Wirksamkeit und Sicherheit betont.[57] Um dies zu verdeutlichen: Eine erfolgreiche Prävention und Therapie chronischer Erkrankungen, besonders von Krebserkrankungen, bedarf eines umfassend biologisch und naturheilkundlichen Grundgedankens, der sich – so weit es möglich ist – aller Erkenntnisse der sogenannten Schulmedizin und des aktuellen Stands der Naturwissenschaft bedient. Auf dieser Basis scheint es mir auch notwendig, diese wesentlich zu erweitern.

---

[57] Michaela Noseck-Licul: http://www.cam-tm.com/de/integrative-medizin.htm

Integrative Onkologie steht hier nicht im Gegensatz zur Schulmedizin, sondern sieht die Angebote als sinnvolle, nebenwirkungsarme Ergänzung zu den klassischen Therapieformen.

6.1. Zusammenarbeit aller Therapien

Integrierte (fachübergreifende) Versorgung von Krebspatienten kombiniert herkömmliche Therapien mit einfachen und kostengünstigen Möglichkeiten, um die Gesundheit des Patienten zu fördern und ihn zu heilen. Während übliche Krebsbehandlungen sich ausschließlich auf den Krebs selbst konzentrieren, sprechen integrative Ansätze den breiteren Kontext des Lebens und Alltags eines Patienten an.

Eigenverantwortung für die Gesundheit zu übernehmen, versetzt Patienten in die Lage, eine aktive Rolle in ihrer Behandlung zu spielen – bei gleichzeitiger Verbesserung ihrer Überlebenschancen und Risikominimierung für das Wiederauftreten der Krankheit. Das Ergebnis ist eine höhere Lebensqualität – mit einer reduzierten finanziellen und sozialen Belastung für Patienten und Familien, aber auch Gemeinden und Steuerzahler.

Die Notwendigkeit für diesen Ansatz und für eine Integrative Onkologie begründet sich meiner Ansicht nach in mehreren Punkten. Trotz weltweit ungeheurer finanzieller Mittel zur Erforschung effektiver Krebstherapien sind in den vergangenen 40 Jahren keine entscheidenden Durchbrüche in der Onkologie gelungen. Ausnahmen sind die Erfolge in der Behandlung kindlicher Leukämien, von Keimzelltumoren oder Verbesserungen in der adjuvanten Therapie des Mammakarzinoms. Eine bedeutende Ausnahme hiervon sind die zuvor geschilderten neuen Immuntherapien mit sogenannten Checkpoint-Inhibitoren.

Die Ausgaben für Krebstherapien beliefen sich im Zeitraum von 1971 bis 2008 in den USA auf 200 Milliarden Dollar. Aber bereits 2010 explodierten diese Kosten ebendort auf 125 Milliarden Dollar, wohlgemerkt in einem Jahr. Entsprechende Schätzungen für das Jahr 2020 gehen sogar von jährlichen Gesamtkosten von 158 Milliarden Dollar aus.

Krebs ist eines der größten und am schnellsten wachsenden Indikations- und Forschungsgebiete in der pharmazeutischen Industrie. Experten sind sich unterdessen über die Unfinanzierbarkeit dieser Kosten durch die Sozialversicherungssysteme der Länder der westlichen Welt einig. Denn in den vergangenen Jahren sind auch die Preise für neue Therapien massiv gestiegen. Bereits im Jahr 2014 kam der EU-Rat, also die Mitgliedsländer selbst, zu einem ebenso alarmierenden Befund: Dass die Preise für viele innovative Medikamente »sehr hoch sind, verglichen mit den finanziellen Kapazitäten der Mitgliedsstaaten, und dass diese Preissituation die nationalen Gesundheitssysteme destabilisieren könnte«.[58]

Eine EU-Expertengruppe ortet angesichts der enormen Gewinne, die mit Krebsmedikamenten möglich sind, ein Umdenken in der Industrie. Wegen des hohen Drucks von Aktionären auf die Pharmakonzerne, kurzfristig möglichst große Profite zu erzielen, habe es in den letzten Jahren einen grundlegenden Wandel gegeben: Pharmafirmen orientierten sich bei ihrer Preispolitik nicht mehr daran, was es kostet, das Medikament zu entwickeln, sondern daran, wie viel nationale Gesundheitsversorger maximal bereit seien, dafür zu zahlen. Und das ist nun mal im Bereich Onkologie viel.

Kurz gesagt: Die Industrie blutet – bei unzureichenden Erfolgen – die Krankenkassen aus. Nicht zuletzt deshalb befasste sich zuletzt sogar der amerikanische Kongress mit Preisentwicklungen in der Pharmabranche, und selbst republikanische Abgeordnete sahen in manchen Pharmaunternehmen bereits eher »Hedgefonds« als klassische Pharmaunternehmen.

Viele Patienten – vor allem Krebspatienten – erwarten heutzutage eine umfassende Betreuung. Sie haben das Bedürfnis nach Information, etwa zu Fragen der Ernährung, zu Psychoonkologie, Empowerment (Selbstbestimmung), orthomolekularer Medizin

---

[58] http://orf.at/stories/2311868/2311863/

und den Möglichkeiten naturheilkundlicher Unterstützung wie Immuntherapie, Hyperthermie, Traditionelle Chinesische Medizin (TCM), Akupunktur oder Homöopathie. Weltweit klafft allerdings noch eine große Lücke zwischen den Fördermitteln für die universitäre Forschung in der Onkologie – die fast ausschließlich auf genetischer und molekularbiologischer Ebene arbeitet – und für die Erforschung der Methoden der Integrativen Onkologie.

Eine erfreuliche Ausnahme bildet das 1998 in den USA gegründete Office of Cancer Complementary and Alternative Medicine (OCCAM) am National Institute of Health (NIH) in Washington. Es mehren sich Studien, die belegen, dass die Nutzung der Möglichkeiten der Integrativen Onkologie die Gesundheit und Lebensqualität verbessert. Auch eine Verbesserung hinsichtlich des Progressionsfreien Überlebens (PFS) sowie des Gesamtüberlebens ist gegeben.

Der Begriff Integrative Onkologie beschreibt eine sinnvolle Integration verschiedener Therapieverfahren und betrachtet gerade Naturheilverfahren wie TCM oder Homöopathie, Verfahren wie Hyperthermie, Psychoonkologie, Ernährungsmedizin oder Immunologie nicht als Gegensatz, sondern als unverzichtbare, medizinisch sinnvolle Ergänzung zu den drei klassischen Säulen: Chirurgie, Strahlen- und Chemotherapie.

6.2. Die Lebensqualität verbessern

Patienten, die Methoden der Integrativen Onkologie in Anspruch nehmen, beschreiben überdurchschnittlich häufig eine deutlich verbesserte gesundheitsbezogene Lebensqualität. Zudem mehren sich Analysen, die nahelegen, dass die Inanspruchnahme der Methoden der Integrativen Onkologie Kosten im Gesundheitswesen sparen könne. Vor allem aber liegt es nahe zu vermuten, dass die geistigseelische Gesundheit der Patienten und deren »Coping-Mechanismen« (Bewältigungsstrategien), wie Autonomie und Mobilisierung innerer Ressourcen, einen elementaren Einfluss auf Heilungserfolg, Verringerung von Rezidivraten und Gesamtüberleben haben.

Als Beispiel sei die aufsehenerregende Recherche der New Yorker Psychologin Kelly Turner genannt. Sie suchte weltweit 250 Menschen auf, deren Krebs spontan verschwunden war (Spontanremission) und unterzog sie strukturierten Interviews. Das Ergebnis: Allen Patienten waren neun Faktoren gemeinsam, die einen Zusammenhang mit der Spontanremission vermuten ließen.

Ein Faktor war die medizinische Behandlung selbst, ein zweiter die Ernährung. Die weiteren sieben Faktoren waren geistigseelischer Natur. Ihr Buch nannte sie aus diesem Grund »Radical Remission«. Der österreichische Medizinjournalist Kurt Langbein berichtete darüber im November 2015 in einem TV-Beitrag. Sein Fazit: Alternative Heilmethoden können Selbstheilungskräfte unterstützen.

Ein Wort zu Chemo- oder Strahlentherapien: Sie können erhebliche Nebenwirkungen auslösen. Die langjährige Behandlungserfahrung an unserem Institut in Wien, aber auch neueste Studien zeigen, dass Nebenwirkungen durch eine Basis-Begleittherapie deutlich reduziert werden. Die Wirksamkeit der Chemo- oder Strahlentherapie wird gleichzeitig verbessert.

Vorteile der Basis-Begleittherapie sind eine deutlich erhöhte Lebensqualität, die weitgehende Erhaltung der Abwehrfähigkeit des Immunsystems, eine verstärkte Wirkung von Chemo- und Strahlentherapie sowie eine raschere Erholung der Patienten.

Nebenwirkungen	Standardtherapie (Chemo/Strahlen)	Standardtherapie plus Integrative Onkologie
Übelkeit/Erbrechen	stark	mäßig bis gering
Schleimhautentzündung	ja	nein
Blutbildveränderungen	ja	geringfügig
Haarausfall	ja	seltener

Nervenstörungen	ja	verringert
Herzschäden	häufig	seltener
Allergien	ja	nein
Nieren-/ Blasenstörungen	ja	gering
Lebensqualität	deutlich reduziert	gut
Psyche	erhebliche Belastung	ausgewogen
Wirksamkeit	ja	ja, verbessert

Begleittherapien vor während und nach einer Chemo- und Strahlentherapie sowie operativen Sanierung sind etwa ein persönliches orthomolekulares Begleitprogramm nach neuesten Studienerkenntnissen: Aufbau des Immunsystems, Darmsanierung und ein individuelles Infusionsprogramm, weiters die homöopathische und psychoonkologische Begleitung, Ernährungsberatung und Erstellen eines individuellen Ernährungsplans, Erlernen von Entspannungstechniken wie Yoga, Muskelentspannung nach Jacobson, autogenes Training, Shiatsu und andere sowie eine individuelle Therapie bei chemotherapie-bedingten Begleiterscheinungen wie Gefühlsstörungen, Schleimhautproblemen, Haar- und Zahnausfall.

24 Stunden nach einer Chemotherapie führen wir in unserem Institut zudem eine Ganzkörper-Hyperthermie durch, um das Immunsystem gegen den Krebs aktivieren. Allen Krebserkrankungen ist, wie gesagt, gemeinsam, dass sie das Immunsystem täuschen können und sich so der natürlichen Körperabwehr entziehen. Mit ausgewählten Behandlungen kann das Immunsystem aktiviert und moduliert werden, damit der Körper selbst wieder gegen den Krebs vorgehen kann.

Der Hintergrund für all diese Aktivitäten ist einleuchtend: Es liegen klare und wachsende Beweise vor, dass die Einbeziehung von Krebspatienten in ihren eigenen Gesundungsprozess die Heilung durch einen integrativen Ansatz massiv verbessern und beschleunigen kann (im englischen Sprachraum verwendet man den gelungenen Begriff »Healing Journey«, deutsch: Heilreise). Das erhöht wiederum wesentlich die Lebensqualität, reduziert das Risiko eines Rückfalls, erhöht die Überlebensraten und reduziert die Kosten für das Gesundheitswesen.

Nicht zu vernachlässigen sind Bewegung und gesunde Ernährung. Sie werden mit einer deutlichen Risikoreduktion bei einem breiten Spektrum von Krebsarten assoziiert, darunter alle gängigen Arten von Krebs. Bewegungsübungen und Sport führen etwa zu einer Verringerung der Brustkrebs-Rezidive (Rückfall) und des Sterberisikos von 20 bis 50 Prozent – je nach Art und Entwicklung der Erkrankung. Eine randomisierte kontrollierte Studie (RCT) hat deutlich gezeigt, dass gesunde Lebensstil-Änderungen eine PSA-Progression in frühen Prostatakrebs umkehrt, was den Verlauf dieser Krankheit wesentlich zu ändern vermag.

Zahlreiche Studien haben zudem festgestellt, dass Melatonin, eine einfache, kostengünstige Ergänzung des Schlafhormons, das Überleben bei zahlreichen fortgeschrittenen Krebserkrankungen wesentlich erhöhen kann. Positiv wirkt sich auch die Kombination von Fischöl und Vitamin E aus (ebenfalls zwei einfache und kostengünstige Ergänzungen): Die Funktionen des Immunsystems werden erheblich verbessert und das Überleben bei Krebs im fortgeschrittenen Stadium verlängert.

Besonders bemerkenswert ist eine Vitamin-D-Supplementierung: Das Auftreten von Krebs kann um 60 Prozent reduziert werden (laut Studien um 78 %, wenn die Ergänzung für mehr als ein Jahr fortgesetzt wurde). Zwei neuere Untersuchungen (bei Brustkrebs und Dickdarmkrebs) haben gezeigt, dass Vitamin D im Blutspiegel zur Zeit der Krebsdiagnose stark mit dem Überleben korreliert. Was darauf hinweist, dass Vitamin D eine wichtige Rolle innehat, nicht nur in der Krebsprävention, sondern auch in der Therapie. Patienten, mit hohen Vitamin-D-Spiegeln hatten ein 50 Prozent niedrigeres Rückfallrisiko im Vergleich zu Patienten mit geringem Vitamin-D-Spiegel. Potenziell könnten jedes Jahr 12.000 oder mehr

Krebsfälle in Österreich verhindert werden – allein durch eine ausreichende Ergänzung mit Vitamin D.

Zwei Studien sind zu dem Ergebnis gekommen, dass die Sterblichkeitsrate bei Patienten mit Dickdarmkrebs, die regelmäßig Sport betrieben, um 50 bis 60 Prozent gesenkt ist. Bemerkenswert, wenn man bedenkt, dass diese Ergebnisse besser sind als jene, die mit Chemotherapie und Bestrahlung erreicht werden.

Mittels einer anderen groß angelegten Studie wurde herausgefunden, dass eine fettarme Ernährung, kombiniert mit bescheidenem Gewichtsverlust, das Risiko des Wiederauftretens von Brustkrebs um 24 Prozent vermindert.

Gesundheit, Krankheit, Heilung, Leiden und der Umgang mit dem Tod sind gesellschaftlich festgelegte Konzepte, die historisch und kulturell variieren. Gerade eine Krebserkrankung ist aufgrund der heutigen medialen Berichterstattung und des enormen Aufwands für Therapie sowie die damit verbundenen Kosten zu einer extrem belastenden Diagnose geworden.

»Die Situation des Krankseins ist mit verschiedenen physischen und psychischen Schmerzen sowie körperlichen Einschränkungen verbunden«, sagt der Medizinethiker Univ.-Prof. Dr. Walter Schaupp vom Institut für Moraltheologie der Karl-Franzens-Universität in Graz.[59] Neben den physischen Symptomen bringe sie Belastungen auf der sozialen Ebene (Einsamkeit und Isolation), der psychischen Ebene (Angst, Hoffnung, Verzweiflung) und eine Konfrontation mit neuen Lebensbedingungen mit sich.

Eine schwere Krankheit wird im Regelfall auch zu einer spirituellen Herausforderung, weil sie zwingt, über den Sinn der Krankheit, den Sinn des eigenen Lebens, über dessen grundsätzliche Begrenztheit und den Tod nachzudenken. Nicht selten wird sogar nach der eigenen »Schuld« für die Erkrankung gesucht, was die Belastung nur noch schlimmer macht. Der Moraltheologe Schaupp gibt hier zumindest theologisch Entwarnung. Schwere Erkrankungen auf mangelnden Glauben oder Sünden in der

---

[59] Lebensweise – Magazin für gesunden Lebensstil und ganzheitliche Medizin, 6/2015, S. 7

Lebensgeschichte zurückzuführen, sagt er, sei nicht haltbar: »Mit seinem eigenen Leiden habe Christus alle Sünden auf sich genommen und vergeben.«[60]

Weltweite Studien identifizierten bei 37 Prozent der Krebspatienten die Kriterien für einen sehr starken Leidensdruck. Eine Studie mit 386 Patienten aus zwölf US-amerikanischen medizinischen Zentren demonstrierte, dass 35 Prozent der Patienten starke psychische Belastungen erleben. Eine weitere, größere Studie mit 4496 Krebspatienten zeigte ebenso bei 35,1 Prozent der Patienten enorme seelische Belastungen auf.

Unwiderlegbar ist damit, dass Krebs und konventionelle Behandlungen enorme Auswirkungen auf die Patienten und ihre Familien haben. Mit manchmal auch dramatischen Folgen: Krebspatienten unterliegen einem wesentlich größeren Risiko als andere Leute, einen zweiten Krebs zu entwickeln – aufgrund der latenten karzinogenen Wirkungen der Chemotherapie und Bestrahlung. Dazu kommt ein erhöhtes Risiko für andere Krankheiten, einschließlich Diabetes, kardiovaskuläre Krankheit, Fettleibigkeit und Osteoporose.

Diese physikalischen Auswirkungen, ebenso wie die psychosozialen, schmälern die Lebensqualität von Krebs-Überlebenden, von denen viele über anhaltende Probleme klagen, wie emotionaler Stress, Müdigkeit, reduzierter Energieverbrauch und Verlust der Ausdauer.

Die Häufigkeit, aber auch die Konsequenzen von Krebskrankheiten können durch eine Lebensstil-Änderung, einschließlich Bewegung, gesunder Ernährung, Gewichtskontrolle und Raucherentwöhnung, und nicht durch zuletzt mentale und psychoonkologische Begleitung reduziert werden.

Zusammen mit dem Nachweis, dass gesunde Lebensstil-Änderungen auch das Rückfallrisiko bei Krebs erheblich minimieren können, erhöhen sich die Überlebenschancen. Es gibt somit immer mehr Beweise dafür, dass ein integrativer Ansatz zur Unterstützung

---

[60] Ebenda

der Gesundheit während der Krebsbehandlung erhebliche Vorteile hat – auch in Bezug auf die Senkung der Gesamtkosten.

Krebspatienten, die hoffnungslos eingestellt sind, verbrauchen 130 Prozent mehr medizinische Leistungen, darunter 130 Prozent mehr Krankenhaustage, als autonome, hoffnungsvolle, selbstbestimmte Patienten.

Nicht überraschend ist daher die Forderung nach den weiter oben bereits beschriebenen Interventionen und Unterstützungsprogrammen, um das psychische und emotionale Wohlbefinden von Krebspatienten zu fördern.

7. Vision

Immer wieder hören wir in gesundheitspolitischen Debatten, wie wichtig es sei, die Gesundheitskompetenz der Menschen zu erhöhen. Wir wünschen uns, dass wir alle selbstbewusster und wissender mit unserer Gesundheit, aber auch im Krankheitsfall mit Therapien umgehen.

Heilung kann nicht von außen verordnet werden, es braucht auch eine persönliche Mitwirkung der Betroffenen. Im Gegensatz zu diesen schön klingenden Worten passiert im Medizinsystem selbst aber derzeit das genaue Gegenteil: Menschen werden zu Objekten, die man rasch »reparieren« muss. Ärzte und Pflegepersonal haben aufgrund des ökonomischen Drucks immer weniger Zeit, sich wirklich mit den Patienten zu befassen. Die Patienten stehen nicht mehr im Mittelpunkt der Versorgung, wie wir es oft so schön zu hören bekommen, Patienten stehen vor allem im Weg.

In Anbetracht derartiger Entwicklungen zeigt sich eines: Die Bezeichnung »Gesundheitssystem« ist eigentlich irreführend – haben wir es doch viel eher mit einem Krankheitssystem mit Krankenhäusern und Krankenkassen zu tun. Und alle zusammen tun vor allem eines – sie verwalten Krankheiten und kranke Menschen.

Wirkliche Heilung gibt es selten, stattdessen schafft es das Krankheitssystem, uns konsequent krank zu halten. Sogenannte chronische Krankheiten nehmen ständig zu. 80 Prozent der Gesundheitsausgaben entfallen auf 20 Prozent der Menschen. Solche, die chronisch krank, alt oder beides sind. Die Krankheits- und Gesundheitsindustrie verkauft uns das allerdings als Erfolg. Immerhin werde dadurch ja die Lebenserwartung der Menschen verlängert.

Das stimmt zwar, doch die Zahl der in Gesundheit verbrachten Jahre steigt nicht in dem Ausmaß, in dem auch die Lebenserwartung steigt. Anders ausgedrückt: Wir leben länger, sind aber auch länger krank.

Eine ernsthafte Debatte über die Sinnhaftigkeit von verschiedenen Gesundheitsleistungen zu führen, ist generell schwierig. Zu sensibel ist das Thema Gesundheit. Angesichts der Milliarden, die für die Versorgung kranker Menschen ausgegeben werden, ist es allerdings legitim zu fragen, welche Leistungen Beitragszahler für das viele Geld bekommen. Die Antwort auf diese Frage ist weitgehend unklar. Seit Jahrzehnten schotten sich die Akteure des Gesundheitswesens und die Gesundheitswirtschaft gegen Kritik, Kontrolle und vor allem gegen Transparenz ab.

Wer mehr Klarheit fordert und wünscht, dass bei neuen Behandlungsmethoden und Produkten genau geprüft wird, wie sie sich von bestehenden Angeboten unterscheiden, ob Preise wirklich gerechtfertigt sind, und wer es gar wagt, die Bedeutung mancher Produkte und Behandlungsmethoden anzuzweifeln, wird rasch gebrandmarkt als jemand, der aus Spargründen kranken Menschen innovative Therapien vorenthalte. Ja sogar als jemand kritisiert, der Menschenleben aufs Spiel setzen will.

Doch jene, die solche Argumente auftischen, sind es oft selbst, die verhindern, dass möglichst viel Geld und Leistungen bei den Patienten ankommen. Vielmehr wird versucht, die Versorgung zu perfektionieren, um entsprechende Gewinne zu machen. Patienten sind längst nur noch Mittel zum Zweck, um Umsätze und Einkommen aller Akteure zu erhöhen. »Fälle«, deren Behandlung es zu optimieren gilt. »Fälle«, die möglichst rasch behandelt und wieder aus den Spitälern entlassen werden müssen.

In Deutschland und Österreich, wie auch in vielen anderen Ländern, werden seit einigen Jahren die Fallzahlen (Anzahl von Fällen) in Spitälern stetig erhöht und die durchschnittlichen Aufenthaltszeiten der Patienten reduziert. Sogenannte »Case Manager« übernehmen bereits in den Kliniken die Behandlungsplanung der Patienten.

Zugegeben – die moderne Technologie hilft sicherlich auch, wo etwa schon bald Herzschrittmacher ohne große Operation mittels invasiver Methoden implantiert werden und Patienten am nächsten Tag entlassen werden können. Das Hauptargument der Optimierer ist aber, dass man keine teure Akutversorgung in Kliniken brauche. Sobald Patienten nach einer Operation gesundheitlich stabil sind, könnte man sie ja nach Haus oder in eine entsprechende Rehabilitation entlassen, heißt es oft. Gesundheitsökonomen haben dafür mit der Formulierung »Blutige Entlassungen« bereits einen Begriff geprägt, der keiner weiteren Erklärung bedarf.

Weitaus erschütternder ist allerdings die Antwort auf die Frage, wie viel Gesundheit wir tatsächlich im Gegenzug für die hohen Ausgaben erhalten. Dabei muss natürlich zwischen dem Einzelfall und der Gesamtzahl der Patienten unterschieden werden: Einerseits gibt es wundervolle und wichtige Leistungen der Medizin, die immer mehr Menschen helfen und enormes Leid reduzieren. Umgekehrt fühlen sich immer mehr Menschen als Nummer im System und vermissen die für die Heilung wichtige Zuwendung.

Die Digitalisierung der Medizin wird diesen Zustand sogar noch weiter verstärken. So diskutierten Medizintechnik-Experten im Herbst 2015 bei der weltweit größten Medizin-Fachmesse Medica in Düsseldorf darüber, dass Patienten künftig via Smartphones und Apps alle Gesundheitsdaten selbst messen und dann in einer Videosprechstunde via Internet mit ihrem Arzt von zu Hause aus besprechen können. Kritiker fürchten, dass das, was Gesundheit ausmacht, dadurch reduziert wird auf jene Bereiche, die die Hersteller der neuen Technologien messen können und wollen.[61]

In modernen Gesundheitssystemen dürfen die Krankenkassen zwar mitreden, sie haben aber wenig Spielraum. Meist wird analysiert, was ein Medikament an Innovativem bringt, wie es sich von derzeitigen Produkten abhebt, was es kostet und wie viel die Neuerung den Krankenkassen nun wirklich wert ist. Dennoch steigen die Preise. Und zwar gerade bei jenen Produkten, die helfen, Leben zu retten. Produkte, die etwa bei schweren Erkrankungen wie Krebs eingesetzt werden. Die Folge: Die Gesundheitsausgaben für Krebsmedikamente explodieren. Selbst für jene Medikamente, die

---

[61] http://kurier.at/lebensart/gesundheit/herzfrequenz-selbst-messen-videosprechstunde-so-sieht-die-zukunft-der-medizin-aus/164.140.798

einem Erkrankten nur eine kurze Lebensverlängerung von ein paar Wochen versprechen.

Doch die Patente bröckeln. Vor allem, weil immer weniger neue nachkommen. Und läuft ein Patent ab, darf das Produkt von jedem hergestellt und nachgemacht werden – zu einem wesentlich günstigeren Preis natürlich. Medikamente mit einem riesigen Umsatzvolumen werden in der Pharmabranche gern mit dem Beinamen »Blockbuster« geschmückt. Wer ein solches Medikament sein Eigen nennen darf, kann sich freuen. Denn Präparate wie Betaferon von Bayer oder Viagra von Pfizer stehen für Einnahmen in Milliardenhöhe.

Zwischen 2012 und 2013 verloren Arzneimittel mit einem Jahresumsatz von weltweit mehr als 130 Milliarden US-Dollar ihren Patentschutz. Für die Industrie war das ein Desaster, das branchenintern als »Pharmaklippe« bezeichnet wurde und Tausende Arbeitsplätze auf der ganzen Welt kostete. Besonders heftig traf die Klippe ausgerechnet die langjährige Nummer eins der erfolgsverwöhnten Branche, den US-Pharmariesen Pfizer. Hier lief das Patent für das zugkräftigste Medikament aus: den Cholesterinsenker Sortis/Lipitor. Das Produkt war das umsatzstärkste Medikament der Welt mit einem Jahresumsatz von zuletzt 9,5 Milliarden US-Dollar. Zum Vergleich: Der Gesamtumsatz des Pharmakonzerns lag 2012 bei 67,4 Milliarden.

Viele Unternehmen – nicht zuletzt auch im Lebensmittelbereich – eifern dem Vorbild der Pharmaindustrie nach. Man erhofft sich hohe und vor allem sichere Gewinne durch die Schaffung von Monopolen. Entweder durch Patente oder die Übernahme von Konkurrenzunternehmen.

Eine Folge zeigt sich beispielsweise in der Landwirtschaft: Etwa 25 Millionen Bauern produzieren den Kaffee, den 500 Millionen Konsumenten am anderen Ende der Kette trinken. »Nur drei Unternehmen rösten 40 Prozent der globalen Kaffeeernte und nur fünf Unternehmen handeln mit 55 Prozent des Kaffees. Nestlé kontrolliert bereits einen Teil des Kaffee-Pflanzgutes. In Mexiko, Thailand, auf den Philippinen und in Indonesien hat Nestlé schon 16 Millionen Kaffeepflanzen im Vertragsanbau«, schreibt die Schweizer NGO »Erklärung von Bern« (EvB).[62]

Beim Thema Patente ist die Situation heikler und auch kontroverser. Patentschutz soll ein Marktversagen lösen, das sich daraus ergibt, dass es bei erfolgreicher Forschung immer auch Trittbrettfahrer gibt – also solche, die ein Produkt nachmachen, ohne die hohen Entwicklungskosten dafür zu tragen. Die Folge wäre, dass kaum jemand mehr forscht. Weil in der Regel der soziale Nutzen einer Erfindung deutlich über dem privaten Nutzen und damit auch dem Gewinn liegt, steuern Staaten hier dagegen. Entweder indem sie Forschung fördern oder geistige Eigentumsrechte definieren und schützen.

Die in den 1960er- und 1970er-Jahren aufkommende moderne Molekularbiologie ermöglichte gänzlich neue Medikamente, Impfstoffe, Diagnostika und Pflanzenzüchtungsmethoden. Eine Grundsatzentscheidung des Obersten Gerichtshofs der Vereinigten Staaten von Amerika im Jahr 1980 stellte einen Wendepunkt in der Geschichte des geistigen Eigentumsrechts im biotechnologischen Bereich dar. Seitdem konnten bestimmte, nicht natürlich vorkommende Organismen patentrechtlich geschützt werden, was einen stimulierenden Effekt auf die biotechnologische Industrie hatte. Allerdings auch zu zahlreichen Nebenwirkungen führte.

Relaxin, ein Hormon, das die Gebärmutter während der Geburt entspannt, wurde im Jahr 1995 am Howard Florey Institute in Australien isoliert und in seiner chemischen Struktur beschrieben. Dabei wurde entdeckt, dass nur menschliches Relaxin sich für medizinische Zwecke am Menschen eignet. Um für die Forschung ausreichende Mengen des Hormons zu erhalten, musste es synthetisiert werden. Daher wurde die entsprechende Gensequenz mithilfe rekombinanter DNA-Techniken geklont. Das Howard Florey Institute argumentierte, seine Erfindung sei die neue, geklonte Gensequenz und deren synthetische Form.

---

[62] Die Erklärung von Bern ist eine schweizerische nichtstaatliche Organisation. Sie setzt sich für eine gerechtere Globalisierung ein. 1971 als Verein konstituiert, 2016 in Public Eye umbenannt.

Gelingt es uns als Gesellschaft und allen im Gesundheitswesen beschäftigten Menschen nicht, hier eine Kehrtwende zu vollziehen, werden die Ausgaben für teure Therapien laufend weiter steigen und deren Wirkung zunehmend verpuffen.

Einerseits weil die Therapietreue der Menschen nachlässt, weil ihnen niemand mehr die Bedeutung der Therapien verständlich vermittelt, und andererseits, weil sie den Glauben an die Medizin verlieren. Oft wird komplementären Methoden vorgeworfen, mit dem Placeboeffekt zu punkten, doch genau dieser ist es auch, der Menschen Vertrauen in die Medizin gibt. Dieses Vertrauen droht verloren zu gehen.

In Deutschland erkranken jährlich fast 500.000 Menschen – also eine halbe Million! – an Krebs, in Österreich gibt es jährlich ungefähr 38.000 neue Krebspatienten. Das vorrangige Ziel der Integrativen Onkologie ist es, den Zugriff auf eine integrierte und damit ganzheitliche Versorgung für jeden Krebspatienten in Österreich zu garantieren, um die Überlebensrate und die Lebensqualität zu verbessern. Damit einher geht die Kostensenkung.

Unser Wiener Zentrum ist eines der führenden Institute der integrativen Krebsbehandlung und wird von einer Non-Profit-Organisation in der Forschung unterstützt. Seit 1998 hat unser Institut über 10.000 Patienten betreut. Unsere Programme sind so ausgelegt, dass eine optimale Krebs-heilende Umgebung (»Healing Environment«) durch aktuelle evidenzbasierte Forschung unterstützt wird. An der Spitze der Krebsbehandlung bietet unser Institut den Patienten das Wissen, Werkzeuge und Dienstleistungen an, um während und nach der Krebsbehandlung ihre Gesundheit optimal zu unterstützen.

Medizin als Heilkunst bedeutet, Patienten in einer heilenden Umgebung zu empfangen, in der neben High-Tech-Medizin auch Meditation, Achtsamkeitstraining, Yoga, Mental Coaching und Psychotherapie realisiert wird.

Dieser integrative Ansatz spricht die Prävention, Eigenverantwortung und den gesamten Lebenskontext eines Patienten an. Wir schätzen die Erfolge und Werte der konventionellen Krebstherapien;

gleichzeitig aber wissen wir um die immense Bedeutung der Unterstützung der Gesundheit durch Stärkung von Immunfunktionen, von Körper, Geist und Seele.

Entscheidend ist die Autonomie des Patienten, Verantwortung über die eigene Gesundheit und Gesundung zu übernehmen. Patienten sollen in die Lage versetzt werden, eine aktive Rolle bei ihrer Behandlung zu übernehmen. Die Verbesserung des Gesamtüberlebens und die Minderung des Rückfallrisikos sind hierdurch gesichert. Unser Institut setzt hier ein neues Konzept des »Empowerments« (Selbstbestimmung) bei diagnostizierten Krebspatienten um.

In den Therapieprogrammen ermutigen wir Patienten zur Selbsthilfe und fördern die Entscheidungsfähigkeit und -freiheit. Zur mittel- und langfristigen Krankheitsbewältigung werden jedem Patienten die notwendige Grundinformation, die Unterstützung und das Wissen vermittelt, um das ganz persönliche Heilungsumfeld und den Weg dahin zu gestalten:

• Sachkundige Entscheidungen bezüglich der Behandlung zu treffen. Selbstbestimmt statt fremdbestimmt
• Verantwortung für das eigene Leben und die Gesundheit zu übernehmen und die geeigneten Handlungsmaßnahmen selbst zu gestalten
• Ein unterstützendes Umfeld zu entwickeln, Familie und Freunde einzubeziehen
• (Wieder-)Findung von Sinn und Zielen im Leben
• Erlernen praktischer Methoden zur Stressreduktion und Kommunikation mit Ärzten, Familienmitgliedern und Freunden
• Leidenschaft und Freude im Leben wiederzuentdecken
• Den Prozess der Selbstfindung und des inneren Wachstums in sicherer und liebevoller Atmosphäre mit Freude zuzulassen
• Selbstheilungskräfte zu aktivieren
• Vermittlung der jüngsten Forschungsergebnisse und Entwicklungen in der Krebsforschung.

Wir brauchen in der Gesundheitsversorgung wieder mehr Zuwendung zum Menschen und Patienten. Und dazu müssen wir ihn auch wieder ganzheitlich betrachten und nicht einfach als Summe von Körperteilen und Organen, die es im Krankheitsfall zu reparieren gilt. Um mit Paracelsus zu schließen: »Der höchste Grund der Arznei sei aber die Liebe.«

Als Ärzte und im Gesundheitswesen Tätige müssen wir die Liebe zu unseren Patienten wiederentdecken. Und vor allen Dingen müssen wir es schaffen, bei unseren Patienten die Liebe zu sich selbst wieder zu entfachen. Denn, wie heißt es im Johannesevangelium: »Dieses eine Gebot gebe ich euch, liebet euren Nächsten wie euch selbst.«

Literaturhinweise

Abel U: Cancer occurrence from the biometric viewpoint. Fortschr Med 1986b

Abel U, Becker N, Angerer R: Common infections in the history of cancer patients and controls. J Cancer Res Clin Oncol 1991

Aberg Karin (Universität von Kalifornien, San Francisco) et al.: Journal of Clinical Investigation, Bd. 117

Alpard SK, Vertrees RA, Tao W, Deyo DJ, Brunston RL Jr, Zwischenberger JB: Therapeutic hyperthermia. Perfusion 1996

Ardenne M v, Kirsch R: Zur Methodik der Hyperthermie bei der Krebs-Mehrschritt-Therapie. Dtsch. Gesundheitswesen 1965

Ardenne M v: Sauerstoff-Mehrschritt-Therapie. Physiologische und technische Grundlagen. Thieme 1987

Bauer Joachim: Das Gedächtnis des Körpers. Wie Beziehungen und Lebensstile unsere Gene steuern. Piper, 2013

Begley Sharon: We Fought Cancer ... and Cancer Won. Newsweek, Sept. 2008

Benndorf R, Bielka H: Cellular stress response: stress proteins – physiology and implications for cancer. Recent Results Cancer Res 1997

Biermann W, Fischberg EH: Some physiologic changes during hyperpyrexia induced by physical means. JAMA 1934

Biermann W: Present status of fever therapy. Arch Phys Med 1946

Biro S, Masuda A, Kihara T, Tei C: Clinical implications of thermal therapy in lifestyle-related diseases. 2003

Blachere NE, Udono H, Janetzki S, Li Z, Heike M, Srivastava PK: Heat shock protein vaccines against cancer. J Immunother 1993

Blech Jörg: Die Krankheitserfinder. S. Fischer Verlag, Frankfurt/Main 2003

Brasch E v, Gall H, Kleinschmidt J, Senn E: Kreislaufparameter und Temperaturmessungen an verschiedenen Körperregionen bei Infrarothyperthermie (IRHT) nach dem Verfahren von Heckel. Z Phys Med Baln Med Klim 1989

Bühring M, Flascha Ch, Nickelsen T: Infrarothyperthermie imitiert die Physiologie eines Fiebers eindeutiger als Hyperthermie in Wasser. 1986

Burd R, Dziedzic TS, Xu Y, Caligiuri, Subjeck JR, Repasky EA: Tumor cell apoptosis, lymphocyte recruitment and tumor vascular changes are induced by low temperature, long duration whole body hyperthermia. J Cell Physiol 1998

Büssing A: Mistelextrakte aus anthroposophischer Sicht. In: Beuth J (Hrsg.): Grundlagen der Komplementäronkologie. Hippokrates Verlag 2002

Coss RA, Linnemans WA: The effects of hyperthermia on the cytoskeleton: a review. Int J Hyperthermia 1996

D'Oleire F, Schmitt C L, Robins H I: Cytokine induction in humans by 41,8° C whole-body hyperthermia. J Natl Cancer Inst 1993

Deitch EA, Beck SC, Cruz NC, De Maio A: Induction of heat shock gene expression in colonic epithelial cells after incubation with Escherichia coli or endotoxin. Crit Care Med 1995

Descartes René: Über den Menschen. Verlag Lambert Schneider 1986

Desjardins AU: Fever Therapy. Arch Physic Ther 17 (1936), 206–214, Neudruck: Arch Phys Med Rehab 1969

Di YP, Repasky EA, Subjeck JR: Distribution of HSP70, protein kinase C, and spectrin is altered in lymphocytes during a fever-like hyperthermia exposure. J Cell Physiol 1997

Dressel R, Heine L, Elsner L, Geginat G, Gefeller O, Kolmel KF, Gunther E: Induction of heat shock protein 70 genes in human lymphocytes during fever therapy. Eur J Clin Invest 1996

Drewyer GE: Low grade fever therapy as an adjuvant in the treatment of certain types of arthritis. Arch Phys Med 1948

Dür Wolfgang: Gesundheitssystem korrekt: Visionen waren gestern. Vortrag IIR-Tagung 2007

Engel E: Das Überwärmungsbad und seine Bedeutung für die Behandlung rheumatischer Erkrankungen. Z Rheumaforschg 1938

Engin K: Biological rationale and clinical experience with hyperthermia. Control Clin Trials 1996

Ensor JE, Wiener SM, McCrea KA, Viscardi RM, Crawford EK, Hasday JD: Differential effects of hyperthermia on macrophage interleukin-6 and tumor necrosis factor-alpha expression. Am J Physiol 1994

Ernst E, Pecho E, Wirz P, Saradeth T: Regular sauna bathing and the incidence of common colds. 1990

Ernst E: Hardening against the common cold – is it possible? 1990

Fischl F, Feiertag A: Wirtschaftsfaktor Brustkrebs. Werden Frauen und ihre Ängste instrumentalisiert? Springer 2005

Flenreiss Gerhard, Rümmele Martin: Medizin vom Fließband. Die Industrialisierung der Gesundheitsversorgung und ihre Folgen. Springer ,Wien – New York 2007

Frymoyer JW, Cats-Baril WL: An overview of the incidences and costs of low back pain. Orthop Clin North Am 1991

Fuller KJ, Issels RD, Slosman DO, Guillet JG, Soussi T, Polla BS: Cancer and the heat shock response. Eur J Cancer 1994

Gard Z, M.D., and Brown, E: Literature Review and Comparison Studies of Sauna/ Hyperthermia in Detoxification. Townsend Letter for Doctors 107, 1992

Geusau A, Tschachler E, Meixner M, Päpke O, Stingl G, Mclachlan M: Cutaneous elimination of 2,3,7,8-tetrachlorodibenzo-p-dioxin. British Journal of Dermatology Band 2001

Gielen S, Adams V, Linke A, Erbs S, Mobius-Winkler S, Schubert A, Schuler G, Hambrecht R: Exercise training in chronic heart failure: correlation between reduced local inflammation and improved oxidative capacity in the skeletal muscle. Eur J Cardiovasc Prev Rehabil. 2005

Gitlitz PH, Sunderman FW Jr, Hohnadel DC: Ion-exchange chromatography of amino acids in sweat collected from healthy subjects during sauna bathing. Clin Chem. 1974

Grossarth-Maticek Ronald, Stierlin Helm: Krebsrisiken – Überlebenschancen. Wie Körper, Seele und soziale Umwelt zusammenwirken. Carl-Auer-Systeme Verlag, Heidelberg, 1998

Hachiya T, Okada K, Sakurai A, Satomi N, Haranaka K: Antitumor activity of recombinant human tumor necrosis factor in combination with hyperthermia against heterotransplanted human prostatic carcinoma and its lymph node metastasis in nude mice. Mol Biother 1992

Hager ED: Hyperthermie. In: Beuth J (Hrsg.): Grundlagen der Komplementäronkologie. Hippokrates Verlag, 2002

Hajto T, Hostanska K: Effect of in vivo hyperthermia on human natural killer cells. Clin Trials J. 1986.

Hannuksela ML, Ellahham S: Benefits and risks of sauna bathing. Am J Med. 2001

Haranaka K, Satomi N, Sakurai A, Haranaka R: Antitumour effects of tumour necrosis factor: cytotoxic or necrotizing activity and its mechanism. Ciba Found Symp 1987b

Häussler Bertram: Arzneimittel-Atlas 2015. Der Arzneimittelverbrauch in der GKV, IGES 2015

Heckel M: Die fünf Phasen der IRHT. Praxis-Kurier 1980

Heckel M: Die IRHT, Verfahren zur Ganzkörpererwärmung auf Fiebertemperaturen. Ärztezeitschr Naturheilv 1982

Heckel M: Die IRHT, Verfahren zur Ganzkörpererwärmung auf Fiebertemperaturen. Ärztezeitschr Naturheilv 1982.

Heckel M: Fiebertherapie und Ganzkörper-HT. Bessere Verträglichkeit und Effizienz durch thermoregulatorisch ausgewogene, kombinierte Anwendung beider Verfahren. ThermoMed 1992

Heckel M: Ganzkörpererwärmung und steuerbare Hyperthermie mittels tiefpenetrierender kurzwelliger Infrarotstrahlung. Med. Welt, 1970

Heckel M: Indikationen der Hyperthermiebehandlung. 1. Jahrestagung der Deutschen Gesellschaft für Geriatrie. 1985

Heckel M: Infrarothyperthermie. ThermoMed 1991

Heckel M: IR-Bestrahlungseinheit zur gesteuerten Erwärmung des gesamten Körpers auf Innentemperaturen zwischen 37° und 41° C. 1972

Heine H: Lehrbuch der biologischen Medizin. Grundregulation und Extrazelluläre Matrix – Grundlagen und Systematik. Hippokrates, Stuttgart 1997

Hench PS, Slocumb Ch H, Popp WC: Fever therapy. Results for gonorrheal arthritis, chronic infectious (atrophic) arthritis and other forms of »rheumatism«. JAMA 1935

Heusser P: Führt die Molekularbiologie zu einem neuen Konzept des Organismus? Das Beispiel der Karzinogenese. Forsch. Komplementärmed. 1997

Hildebrandt B, Löffel J, Deja M, Kerner T, Rick O, Bechstein W, Ardenne A v, Gerlach H, Siegert W, Wust P, Felix R, Huhn D, Riess H: Durch Ganzkörperhyperthermie induzierte erneute Remission bei einem Patienten mit refraktärem Keimzelltumor nach Hochdosistherapie. Jahrestagung der Dtsch. Gesellsch. f. Hämatol. und Onkol. 1998

Hirvonen MR, Brune B, Lapetina EG: Heat shock proteins and macrophage resistance to the toxic effects of nitric oxide. Biochem J 1996

Hoff F: Fieber, unspezifische Abwehrvorgänge, unspezifische Therapie. Thieme, 1957

Hohnadel DC, Sunderman FW Jr, Nechay MW, McNeely MD: Atomic absorption spectrometry of nickel, copper, zinc and lead in sweat collected from healthy subjects during sauna bathing. Clin Chem. 1973

Hu K, Bunce NJ: Metabolism of polychlorinated dibenzo-p-dioxins and related dioxin-like compounds. J Toxicol Environ Health B Crit Rev. 1999

Ikeda Y, Biro S, Kamogawa Y, Yoshifuku S, Eto H, Orihara K, Kihara T, Tei C: Repeated thermal therapy upregulates arterial endothelial nitric oxide synthase expression in Syrian golden hamsters. Jpn Circ J. 2001

Kapp JP: Microorganisms as antineoplastic agents in CNS tumors. Arch Neurol 1983

Keast ML, Adamo KB: The Finnish sauna bath and its use in patients with cardiovascular disease. J Cardiopulm Rehabil. 2000

Kerner T, Deja M, Ahlers O, Löffel J, Hildebrandt B, Wust P, Gerlach H, Riess H: Whole body hyperthermia: a secure procedure for patients with various malignancies? Intensive Care Med 1999

Kienle GS, Kiene H: Die Mistel in der Onkologie. Schattauer Verlag 2003

Kleef R et al.: Physiological and immune-modulating effects of mild local hyperthermia induced by low temperature infrared radiation techniques. 2006

Kleef R, Jonas WB, Knogler W, Stenzinger: Fever, cancer incidence and spontaneous remissions. Neuroimmunomodulation. 2001

Kleef R, Richardson MA, Russell N, Ramirez C: Endotoxin and Exotoxin induced tumor regression with special reference to Coley Toxins: a survey of the literature and possible immunological mechanisms. A Report to the NIH Office of Alternative Medicine, 1997

Kligler B, Homel P, Harrison LB, Levenson HD, Kenney JB, Merrell W: Cost savings in inpatient oncology through an integrative medicine approach. Am J Manag Care 2011

Koeppen S: Die Kurzwellenfieberbehandlung des Rheumatismus (mit besonderer Beobachtung des Kreislaufes). Rheumaforschg 1944

Kölmel K, Gefeller O, Haverkamp B: Febrile infections and malignant melanoma: results of a case-control study. Melanoma Res 1992

Kröz M, Reif M, Büssing A, Zerm R, Feder G, Bockelbrink A, von Laue HB, Matthes H, Willich SN, Girke M: Does self-regulation and autonomic regulation have an influence on survival in breast and colon carcinoma patients? Results of a prospective outcome study. Health Qual Life Outcomes 2011

Kukkonen-Harjula K, Oja P, Laustiola K, Vuori I, Jolkkonen J, Siitonen S, Vapaatalo H: Haemodynamic and hormonal responses to heat exposure in a Finnish sauna bath. Eur J Appl Physiol 1989

Künstliche Fieber als Heilfaktor: Jatros, 2003

Lampert H: Hyperthermie oder Fiebertherapie mit besonderer Berücksichtigung des Überwärmungsbades. Erg Physik Diätet Ther 1939.

Lampert H: Überwärmung als Heilmittel. Hippokrates 1948.

Lange J, Zanker KS, Siewert JR, Eisler K, Landauer B, Kolb E, Blumel G, Remy W: Extracorporeally induced whole-body hyperthermia in conventionally incurable malignant tumor patients. Dtsch Med Wochenschr 1983

Lawenda BD, Friedenthal SA, Sagar SM, Bardwell W, Block KI, Mills PJ: Systems modeling in integrative oncology. 2012

Li GC, Mivechi NF, Weitzel G: Heat shock proteins, thermotolerance, and their relevance to clinical hyperthermia. Int J Hyperthermia 1995

Lichtenberg Frank R: The Impact of New Drug Launches on Longevity, 2005

Loer D, Elsner J, Michalsen A, Melchart D, Völker K, Dobos G: Hyperthermia-induced priming effect in neutrophil granulocytes. Forsch Komplementärmed. 1999

Loer D, Elsner J, Michalsen A, Melchart D, Völker K, Dobos G: Hyperthermie-induzierter Priming-Effekt bei neutrophilen Granulozyten. Forsch Komplementärmed 1999

Lovejoy HB, Bell ZG Jr, Vizena TR: Mercury exposure evaluations and their correlation with urine mercury excretions. Elimination of mercury by sweating. J Occup Med. 1973

Lowman EW, Boucek RJ: Reiters disease: report of five cases including two successfully treated with hyperthermia. Ann Int Med 1948

Mastorakos G, Pavlatou M: Exercise as a Stress Model and the Interplay Between the Hypothalamus-pituitary-adrenal and the Hypothalamus-pituitary-thyroid Axes. Horm Metab Res. 2005

Masuda A, Koga Y, Hattanmaru M, Minagoe S, Tei C: The effects of repeated thermal therapy for patients with chronic pain. Psychother Psychosom. 2005

Matthes H: Onkologische Misteltherapie (Viscum album L.) aus klinisch-anthroposophischer Sicht. In: Scheer et al. (Hrsg.): Die Mistel in der Tumortherapie. KVC-Verlag 2001

Matzker J, Steinberg A: Tonsillectomy and leukemia in adults, (author's transl.), Laryngol Rhinol Otol 1976

Maurer S, Kölmel K: Spontaneous regression of melanoma. Cancer Research Institute, Monograph 1997

Meffert B, Hochmuth O, Steiner M, Scherf HP, Meffert H: Effects of a multiple mild infra-red-A induced hyperthermia on central and peripheral pulse waves in hypertensive patients. Med Biol Eng Comput. 1991

Meffert H, Lemke U, Meffert B, Sönnchsen N: Wiedererwärmung, Wärmeleitfähigkeit und Durchblutung der Haut bei Gesunden und Sklerodermiekranken. Dermatol Monatsschr 1974

Meffert H, Müller GM, Scherf HP: Milde Infrarot-A-Hyperthermie zur Behandlung von Erkrankungen des rheumatischen Formenkreises. Intern. Sauna-Arch. 1993

Meffert H, Scherf HP, Meffert B: Milde Infrarot-A-Hyperthermie: Grundlagen, Bestrahlungstechnik, biologische Effekte und therapeutische Anwendungen. Akt Dermatol 1994

Michalsen A, Loer D, Melchart D, Dobos G: Changes of short-time heart rate variability during hyperthermia treatment with infrared A whole body irradiation. Forsch Komplementärmed. 1999

Multhoff G, Botzler C, Meier T, Wiesnet M, Issels R: in: Proceedings of the fourth International Meeting of Heat Shock Response, 1994

Murphy PL, Volinn E: Is occupational low back pain on the rise? Spine 1999

Musial F, Büssing A, Heusser P, Choi KE, Ostermann T: Mindfulness-based stress reduction for integrative cancer care: a summary of evidence. 2011

Neymann CA, Feinberg SM, Markson DE, Osborne SL: The present status of electropyrexia. Arch Physic Ther 1932

Niitsu Y, Watanabe N, Umeno H, Sone H, Neda H, Yamauchi N, Maeda M, Urushizaki I: Synergistic effects of recombinant human tumor necrosis factor and hyperthermia on in-vitro cytotoxicity and artificial metastasis. Cancer Res 1988

O'Regan B, Hirshberg C: Spontaneous remission: an annotated bibliography. 1993

Ott VR, Herberholz G, Nold F, Perkovac N: Möglichkeiten und Grenzen der bisherigen konservativen Therapie der rheumatoiden Arthritis. Ver Dtsch Ges Inn Med 1968

Ott VR: Möglichkeiten der physikalischen Therapie bei rheumatischen Erkrankungen. Therapiewoche 1972

Overgaard J (Hrsg.): Hyperthermic Oncology: Historic aspects and future trends. (Review). Hyperthermic Oncology 1984

Park HG, Han SI, Oh SY, Kang HS: Cellular responses to mild heat stress. Cell Mol Life Sci. 2005

Park MM, Hornback NB, Endres S, Dinarello CA: The effect of whole body hyperthermia on the immune cell activity of cancer patients. Lymphokine Res 1990

Parsell DA, Lindquist S: Heat shock proteins and stress tolerance. In: The biology of heat shock proteins and molecular chaperones. Cold Spring Harbor Laboratory Press 1994a

Pischinger A: Das System der Grundregulation. Grundlagen einer ganzheitsbiologischen Medizin. Haug Verlag 1998

Popfinger, Gerhard: Die Schwitzhütte. Arun 2011

Raab E: Die künstliche Fiebererzeugung mit Kurzwellen, die Kurzwellenhyperthermie. Arch Phys Ther 1950

Rechnungshof, Prüfbericht 2008/02, Vergleich Wiener Gebietskrankenkasse mit Oberösterreichischer Gebietskrankenkasse, Wien 2008

Remy W, Hammerschmidt K, Zänker KS, Ulm K, Theisinger W, Lange J, Trappe A, Maubach PA, Rastetter J: Tumorträger haben selten Infekte in der Anamnese. Med Klinik 1983

Roberts NJ Jr, Steigbigel RT: Hyperthermia and human leukocyte functions: effects on response of lymphocytes to mitogen and antigen and bactericidal capacity of monocytes and neutrophils. Infect Immun 1977

Roberts NJ Jr: Impact of temperature elevation on immunologic defenses. Rev Infect Dis. 1991

Robins HI, Woods JP, Schmitt CL, Cohen JD: A new technological approach to radiant heat whole body hyperthermia. Cancer Lett. 1994

Rona W: Therapie der Urticaria mit heißen Bädern. Therapie Gegenwart 1926

Roth J: Fever in acute illness: beneficial or harmful? Wien Klin Wochenschr. 2002

Ruckdeschel JC, Codish SD, Stranahan A, McKneally MF: Postoperative empyema improves survival in lung cancer. Documentation and analysis of a natural experiment. N Engl J Med 1972

Rümmele M, Feiertag A: Zukunft Gesundheit. So retten wir unser soziales System. Orac 2009

Sakaguchi Y, Makino M, Kaneko T, Stephens LC, Strebel FR, Danhauser LL, Jenkins GN, Bull JM: Therapeutic efficacy of long duration-low temperature whole body hyperthermia when combined with tumor necrosis factor and carboplatin in rats. Cancer Res 1994

Sakaguchi Y, Stephens LC, Makino M, Kaneko T, Strebel FR, Danhauser LL, Jenkins GN, Bull JM: Apoptosis in tumors and normal tissues induced by whole body hyperthermia in rats. Cancer Res 1995

Scherf HP, Meffert H, Bäumler H, Dittmann K, Siewert H, Ardenne M v, Sönnichsen N: Wirkung einer einmaligen Infrarot-A-Hyperthermie auf Körpertemperatur, Herzfrequenz, Blutdruck und Blutviskosität bei Gesunden und Patienten mit arterieller Hypertonie der Stadien I und II. Dermatol Monatsschr 1989

Schleenbecker HG, Schmidt KL: Analgetic effects of moderate whole body hyperthermia on fibromyalgia (A pilot study). 20th International Meeting on Clinical Hyperthermia, 1997

Schleenbecker HG, Schmidt KL: Zur Wirkung einer iterativen milden Ganzkörperhyperthermie auf den Fibromyalgieschmerz. Phys. Rehab. Kur. Med. 1998

Schlehofer B, Blettner M, Becker N, Martinsohn Ch, Wahrendorf J: Medical risk factors and development of brain tumors. Cancer 1992

Schlenz, M: Die Schlenz-Kur. Inn-Verlag 1956

Schmidt KL: Hyperthermie und Fieber. Wirkungen bei Mensch und Tier. Hippokrates 1987

Schnare, DW, Denk G, Shields M, Brunton S: Evaluation of a Detoxification Regimen for Fat Stored Xenobiotics. Medical Hypotheses. 1982

Schriebl-Rümmele M: Zeitbombe Umwelt-Gifte. Hermagoras 2014

Seitz CS, Kleindienst R, Xu Q, Wick G: Coexpression of heat-shock protein 60 and intercellular-adhesion molecule-1 is related to increased adhesion of monocytes and T cells to aortic endothelium of rats in response to endotoxin. Lab Invest 1996

Shen RN, Lu L, Young P, Shidnia H, Hornback NB, Broxmeyer HE: Influence of elevated temperature on natural killer cell activity, lymphokine-activated killer cell activity and lectin-dependent cytotoxicity of human umbilical cord blood and adult blood cells. Int J Radiat Oncol Biol Phys 1994

Short Ch L, Bauer W: Treatment of rheumatoid arthritis with fever induced by diathermy. A follow up study. JAMA 1935

Srivastava PK: Protein tumor antigens. Curr Opin Immunol 1991

Sundberg M, Kotovirta ML, Pesola EL: Effect of the Finnish sauna-bath on the urinary excretion of 17-OH-corticosteroids and blood eosinophil count in allergic and healthy persons. 1968

Takeuchi T, Takeuchi A, Yokoyama M: Clinical experiences of far-Infrared whole-body hyperthermia by the use of RHD 2002. In Proceedings of the 7th Int. Congress on hyperthermic Oncology 1996

Takita H: Effect of postoperative empyema on survival of patients with bronchogenic carcinoma. J Thorac Cardiovasc Surg 1970

Umweltbundesamt, Hartmann Christina: Arzneimittelrückstände in der Umwelt. Wien 2016

Van den Berg M, De Jongh J, Poiger H, Olson JR: The toxicokinetics and metabolism of polychlorinated dibenzo-p-dioxins (PCDDs) and dibenzofurans (PCDFs) and their relevance for toxicity. Crit Rev Toxicol. 1994

Wagner-Jauregg Julius: The treatment of dementia paralytica by malaria inoculation. Nobel Lectures, Physiology or Medicine, 1922–1941

Wang WC, Goldman LM, Schleider DM, Appenheimer MM, Subjeck JR, Repasky EA, Evans SS: Fever-range hyperthermia enhances L-selectin-dependent adhesion of lymphocytes to vascular endothelium. J Immunol 1998

Wedeen RP: Lead, mercury and cadmium nephropathy. Neurotoxicology 1983

Weis A: Artificial fever in the treatment of allergic diseases. Acta Allerg 1965

Wilhelmer Sieghard: Der Magen auf Zimmer 4. Warum kein Weg an einer ganzheitlichen Medizin vorbeiführt. Santicum Medien 2011

Williams DA, Feuerstein M, Durbin D, Pezzullo J: Health care and indemnity costs across the natural history of disability in occupational low back pain. Spine 1998

Witzel L: Anamnese und Zweiterkrankungen bei Patienten mit bösartigen Neubildungen. Med Klin 1970

Zellner M, Hergovics N, Roth E, Jilma B, Spittler A, Oehler R: Human monocyte stimulation by experimental whole body hyperthermia. Wien Klin. Wochenschr. 2002

Über den Autor

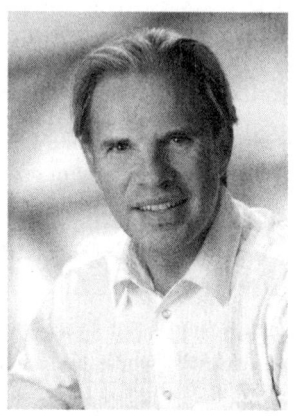

Prof. Dr. Ralf Kleef studierte in Deutschland, Wien, London und New York Medizin. Er ist Allgemeinmediziner, Immunologe und Arzt für Komplementärmedizin sowie Spezialist für Naturheilverfahren, Hyperthermie und Krebsmedizin. Seit rund zwei Jahrzehnten führt er ein medizinisches Zentrum in Wien. Nach der Ausbildung zum Immunologen war er 1996/97 Leiter einer Expertenkommission zur Fiebertherapie von Krebs am Office of Alternative Medicine (heute: National Center for Complementary and Integrative Health, NCCIH) des National Institutes of Health (NIH, nationales US-Gesundheitsinstitut) in Washington.
Mehr Informationen auf *www.dr-kleef.at*